MASTER UNIVERSITARIO EN BIOÉTICA

TRABAJO FIN DE MASTER

I0468161

COMPLICACIONES OBSTÉTRICAS Y PERINATALES EN IVF/ICSI

Álvaro López Soto

Miriam Rubio Ciudad

Raquel Vázquez Campá

LISTADO DE ABREVIATURAS

ART – Assisted Reproductive Technologies (Tecnologías de Reproducción Asistida)

DC – Dichorionic (Dicoriónico)

IVF – In Vitro Fecundation (Fecundación in vitro)

IVM – In Vitro Maduration (Maduración in vitro)

ICSI – Intracytoplasmic Sperm Injection (Inyección intracitoplásmica de esperma)

DET – Dual Embryo Transfer (Transferencia de embriones dual)

FET – Frozen Embryo Transfer (Transferencia de embriones congelados)

EPTB – Early Preterm Birth (Gran Prematuro)

ESET – Elective Single Embryo Transfer (Transferencia electiva de embrión único)

ET – Embryo Transfer (Transferencia de embrión)

IUGR – Intrauterine Growth Retardation (Crecimiento intrauterino retardado)

LBW – Low Birth Weight (Bajo peso al nacer)

MC – Monochorionic (Monocoriónico)

PESA - Percutaneous Epididymal Sperm Aspiration (Aspiración epididimal percutánea de esperma)

PGD – Preimplantational Genetic Diagnosis (Diagnóstico Genético Preimplantacional)

PGS – Preimplantational Genetic Screening (Screening Genético Preimplantacional)

PTB – Preterm Birth (Parto prematuro)

SGA – Small for Gestational Age (Pequeño para la edad gestacional)

TESE – Testicular Sperm Extraction (Extracción de esperma testicular)

TESA – Testicular Sperm Aspiration (Aspiración de esperma testicular)

TPT – Testicular Percutaneus Techniques (Técnicas testiculares percutáneas)

VEPTB – Very Early Preterm Birth (Prematuro extremo)

VLBW – Very Low Birth Weight (Muy bajo peso al nacer)

CRONOLOGÍA HISTÓRICA

1827 Se descubre que el cuerpo femenino contiene huevos, a los que se da el nombre de óvulos.

1843 Se descubre que la concepción tiene lugar cuando un espermatozoide del sistema reproductivo masculino entre en un óvulo.

1928 Se identifica la hormona ovárica progesterona, que juega un papel clave en el embarazo.

1929 Se identifica las hormonas sexuales femeninas, los estrógenos.

1934 El científico de Harvard Gregory Pincus realiza los primeros experimentos de fecundación in vitro con conejos, que sugieren el proceso de fertilización es posible también en humanos.

1944 Rock y Menkin recolectan unos 800 óvulos y tratan de fertilizar 138 de ellos, sin éxito. Finalmente logran fertilizar cuatro de ellos. Este hecho marca la primera IVF exitosa con gametos humanos. Rock y Menkin no intentan implantar los huevos fertilizados en una mujer.

1961 Palmer describe la recuperación de ovocitos por laparoscopia

1976 Primera Fecundación in Vitro, que acabó produciendo una gestación ectópica.

1978 Primera Fecundación in Vitro con éxito. Nace Louis Brown

1981 Introducción del Citrato de Clomifeno y la ß-HCG para la estimulación ovárica

1983 Primera Fecundación in Vitro con donación de ovocitos

1983 Primera Fecundación in Vitro mediante transferencia de un embrión criopreservado.

1984 Primera Fecundación in Vitro de subrogación en California

1985 Se inicia la punción de ovocitos guiada por ecografía

1989 Primera biopsia preimplantacional en un embrión mediante amplificación de ADN.

1992 Primera Fecundación in Vitro que utiliza la inyección intracitoplásmica de esperma (ICSI)

1995 Primera Fecundación in Vitro mediante transferencia de un blastocisto

1995 Primera IVF-ICSI utilizando espermátidas

1999 Primera Fecundación in Vitro utilizando embriones vitrificados.

2000 Primer transplante ovárico tras criopreservación

2010 Robert Edwards recibe el Nobel de Medicina por el desarrollo de la IVF.

ÍNDICE

1. INTRODUCCIÓN

En 1978 se inició una nueva era en la historia de la reproducción asistida con el nacimiento de Louis Brown en Inglaterra. Este hito se iría replicando en los años posteriores a lo largo del mundo en distintos países: Australia en 1980, Estados Unidos en 1981, Francia y Suecia en 1982, Canadá en 1983, etc.

35 años después, se estima que han nacido por fecundación in vitro (IVF) y sus variantes más de 5 millones de niños. .Los datos recientes indican que aproximadamente el 12% de las mujeres en edad reproductiva usan un tratamiento de infertilidad. [1] Se estima que 1 de cada 25 niños nacidos en Australia son como resultado de un tratamiento de IVF. [2] En algunos países el porcentaje es sustancialmente mayor. Por ejemplo, en Dinamarca se estima que casi el 5% de los niños nacen resultado de un tratamiento de IVF. [3]

El porcentaje de niños concebidos con ART en países desarrollados varía del 1% en EEUU a casi el 5% en Dinamarca, con los países europeos más grandes (Alemania, Francia, UK, Italia) rondando el 1.2-1.8%.[3]

Uno de los principales efectos epidemiológicos de la IVF es el aumento de las gestaciones múltiples en todo el mundo. Un aumento constante se ha venido observando durante la última década, coincidiendo con el aumento del uso de técnicas de reproducción asistida (ART). En 2006, las gestaciones múltiples suponían el 3.5% de todos los partos en Estados Unidos. En 2005 el embarazo múltiple en las IVF suponía el 20.8% en Holanda, el 21.8% en Europa, comparado con una incidencia natural del 1-1.5% en los embarazos espontáneos. [4] No obstante, los embarazos múltiples vienen ligados con aumentos de tasas de prematuridad. De los 60.000 niños nacidos en Estados Unidos por IVF, un tercio de ellos nació de forma prematura, comparada con el 12,2% de la población general, y un 6,1% fueron grandes prematuros, comparados el 1%.[5] Estos datos nos hablan de las dos caras de la moneda de la reproducción asistida. Por un lado, los aspectos positivos de ayudar a millones de parejas subfértiles a conseguir descendencia. Por el otro, el riesgo iatrogénico que se está causando a nivel poblacional, liderado por la gemelaridad y la prematuridad, pero sin dejar de perder de vista los incrementos de riesgo de defectos congénitos y otras complicaciones.

Con este trabajo se pretenden aclarar los aspectos relacionados con las complicaciones de la IVF/ICSI, sus causas e incidencias, para poder así asesorar mejor a los pacientes que acuden en busca de ayuda para sus deseos genésicos.

2. OBJETIVOS DEL TRABAJO

El objetivo principal de este trabajo es averiguar si los niños nacidos por procedimientos IVF e ICSI tienen más complicaciones que los niños nacidos por concepción natural.

Los objetivos secundarios de este trabajo incluirán los siguientes:

- Averiguar si hay más complicaciones en los niños nacidos por IVF en comparación con los niños nacidos por ICSI

- Averiguar si hay más complicaciones en los niños nacidos por IVF/ICSI en comparación con otras técnicas de reproducción asistida.

- En caso de que haya más complicaciones en los procedimientos IVF/ICSI, averiguar de qué tipo son, sus causas probables y su incidencia.

Para lograr nuestros objetivos, realizaremos una revisión bibliográfica de la materia publicada al respecto durante la última década.

3. MATERIAL Y MÉTODOS

Para este trabajo se ha realizado una búsqueda bibliográfica de los trabajos publicados sobre esta materia en la última década.

Los **trabajos buscados** fueron aquellos cuyo tema de exposición fuese sobre los procedimientos IVF y/o ICSI y cuyos resultados de exposición fuesen los defectos congénitos y complicaciones obstétricas.

Otros trabajos que también incluímos fueron los estudios con comparaciones entre IVF/ICSI, estudios que comparasen distintas variantes de ambos procedimientos (TEF/TE, ESET/DET, TESE/TESA/PESA, IVM, etc.), estudios que comparasen los resultados ART en distintas categorías distintas a defectos congénitos y complicaciones obstétricas (Salud a largo plazo, incidencia de cáncer, impacto psicológico, etc.)

El **periodo temporal de búsqueda** incluía los últimos 10 años, incluyendo todos los trabajos publicados entre Enero 2005 hasta la actualidad.

Las **bases de datos** consultadas fueron PubMed/Medline, Embase, Cochrane, Uptodate.

Los **términos de búsqueda** utilizados fueron los siguientes: in vitro fertilization, IVF, intracytoplasmic sperm injection, ICSI, assisted reproductive technology, ART, infertility treatment, birth defect, congenital defects, congenital abnormality.

Los **criterios de exclusión** incluyen aquellos trabajos que cumplan los objetivos primarios o secundarios, aquellos publicados antes de 2005, aquellos no basados en una serie de casos, y aquellos que no estaban disponible en un idioma inglés o español.

Los **resultados** incluyen un total de 55 estudios, publicados en más de una veintena de revistas diferentes. Se incluyen series de casos, estudios observacionales, estudios de cohortes, revisiones de caso-control y meta-análisis. Casi todos los artículos fueron escritos en inglés, con una pequeña incidencia de otros idiomas que fueron excluidos (Chino, checo, francés, búlgaro y ruso) La población estudiada abarca series de prácticamente todo el planeta, destacándose los estudios de Estados Unidos, China, Australia Occidental y particularmente los países escandinavos, más concretamente Dinamarca y Suecia. Casi todos los trabajos han sido realizados por equipos obstétricos especializados en reproducción, con un porcentaje importante de pediatras y genetistas, y un porcentaje más reducido de otras especialidades (Biólogos, bioéticos). Todas las publicaciones se han incluido en el apartado de bibliografía de este trabajo.

3.1 Sesgos estadísticos

La mayoría de los estudios están limitados por el hecho de que es imposible reportar los resultados de todos los centros que hayan realizado IVF/ICSI en los últimos 30 años. Por tanto, los datos analizados representan sólo una pequeña muestra estadística con respecto a los varios millones de niños nacidos con ART. Más aún, en 2006 los niños ICSI estaban aún en una edad límite con respecto a la reproducción. Los primeros niños ICSI tienen ahora unos 18 años de edad, y un seguimiento detallado podría proporcionar información útil sobre los riesgos para su salud que podría estar asociados con el origen de su concepción. La acumulación de datos de los centros de fertilidad en todo el mundo ayudará a determinar la incidencia y la naturaleza de los riesgos de salud de los niños nacidos por reproducción asistida y comparar varios resultados del desarrollo de aquellos niños concebidos de forma natural.

Es casi universal entre la literatura que los niños concebidos como resultado de reproducción asistida nacen de padres mayores, y en familias pequeñas, y que es más probable que sean los primogénitos, y las madres suelen tener una baja incidencia de hábito de fumar y generalmente un IMC mayor; todos los factores conocidos tienen un impacto significativo en los resultados obstétricos. Por tanto, es muy difícil realizar un estudio para controlar todas las potenciales variables de confusión cuando se trata de determinar si las ART tienen una influencia adversa en la descendencia. Además, las mujeres que se someten a tratamiento IFV tienden a ser de un grupo socioeconómico mayor.

Otros factores que debe tenerse en consideración en la interpretación de los datos derivados de los estudios de cohortes prospectivos de los niños de IVF son: que la motivación de los padres en enrolar a sus hijos en los estudios pueden ser diferentes de aquellos padres que no los enrolan a los suyos en el estudios; y que las dificultades de derivar un grupo de control representativo, que suelen tratarse de niños procedentes de escuelas y guarderías locales, introduciendo el factor de que están teniendo una escolarización normal.

Hay varias fuentes potenciales que deben ser consideradas al evaluar los trabajos. Tomando la ratio de anomalías congénitas como un ejemplo, la medición de los datos epidemiológicos pueden estar influida por la selección de sesgo cuando se identifica una población de control apropiada, sesgos de observación (incluyendo reportes incompletos y clasificaciones erróneas por criterios inconsistentes para definir anomalías congénitas) y otros factores de confusión. Los embarazos de reproducción asistida y los niños pueden ser monitorizados de forma más cercana que los espontáneamente concebidos, contribuyendo a un sesgo de encuesta. Las estrategias metodológicas son requeridas para minimizar estas limitaciones y deben ser consideradas cuando se interpreten estudios que examinen estas variables. La importancia de ajustar estos factores se refleja por ejemplo en los resultados arrojados por s estudios comparando tasas de malformaciones congénitas en IVF e ICSI tras criopreservación versus embriones en frescos. En uno de los estudios, se reportó una tasa mayor de riesgo en los criopreservados. En contraste, el otro estudio tras ajustar año de nacimiento, edad materna y número de niños nacidos no encontró diferencias.

La mayoría de las limitaciones (sesgos, factores de confusión) podrían superarse con un ensayo clínico randomizado. Sin embargo, dicho ensayo sería en la práctica difícil de hacer y podría haber consideraciones éticas que lo impidiesen. Debemos depender pues de estudios observacionales para medir esta asociación entre IVF y morbilidad perinatal.

Existe un debate sobre cuál debería ser la mejor metodología para medir los efectos de la concepción con ART en niños. Los estudios longitudinales son muy costosos, requieren mucho tiempo para completarse y pueden ser afectados por una tasa de "caídas del estudio", especialmente si la pérdida es diferencial entre los dos grupos de estudio. Los estudios que reclutan mujeres de un centro médico terciario para la evaluación de una enfermedad potencial pueden no ser generalizables porque aquellos que aceptan participar pueden sospechar patología en sus hijos. El uso de datos administrativos puede ser problemático. Si los datos ya existen, el tiempo para realizar el estudio es mucho más corto. Sin embargo, la medida de los resultados de una base de datos administrativa depende de la calidad de esos datos. No todos los datos en los registros clínicos o bases de datos nacionales sirven para investigación de calidad. Muchos datos no sirven para validación. Los datos administrativos pueden sufrir de una pobre validación o de una falta de especificidad.

La siguiente es una lista de los distintos tipos de sesgos cometidos en los estudios relacionados con las IVF/ICSI:

Sesgos de observador	
Recolección de datos de registro	Las Unidades neonatales pueden tener un mayor número de niños logrados por ART, por lo que serán sometidos a un examen físico más minucioso
Recolección de datos durante la entrevista	Los cuestionarios escritos, en oposición a las entrevistas telefónicas, pueden suponer una tasa de malformación menor
Variación interobservador	Puede haber diferentes pediatras durante el mismo periodo, resultando por tanto en una variación interobservador
Ciego de los estudios	Se requiere al menos un ciego simple, en el que el observador desconozca el modo de concepción
Diferencias del sistema de clasificación	
Definición para anomalías congénitas	Existen varios sistemas de clasificación internacionales (ICD 9-10, BPA, EUROCAT)
Definición para anomalías menores y mayores	Los límites entre anomalías mayores y menores varían en los distintos sistemas de clasificación
Protocolos adicionales de guías clínicas	Ciertas condiciones pueden ser excluidas durante el reporte del examen físico
Codificación de resultados del examen	Los datos deben ser registrados mediante un checklist o texto libre (Las anomalías mayores deben ser codificadas de forma ciega; las anomalías menores mediante un checklist)
Otros factores	
Resultados obstétricos	Varias definiciones son usadas para partos vivos, óbitos fetales, abortos y terminaciones del embarazo, con el potencial de exclusión de anomalías prenatales
Duración y punto de observación	Las observaciones pueden haber sido realizadas en diferentes momentos (ej. parto, 6 meses) o pueden ser realizadas a lo largo de periodos de tiempo (desde parto hasta 6 meses)
Pérdidas de pacientes a lo largo del tiempo	Las pérdidas de pacientes difieren entre familias con partos exitosos y aquellos que pueden haber perdido un niño o tener un niño con patología

Tamaño muestra	El tamaño muestral debe ser adecuado para detectar la mínima diferencia
Grupos control	Se deben ajustar las distintas variables maternas (edad, paridad) y enfermedades crónicas (Diabetes, hipertensión) También hay que considerar otros factores como la exposición ambiental , trasfondo étnico y social, nivel educacional, historia de infertilidad, trasfondo genético, etc.

4 RESULTADOS

4.1 Infertilidad: Causas y su relación con la IVF/ICSI

4.1.1 La influencia de la edad reproductiva

La disminución de la calidad y la fertilidad de los ovocitos en relación con la edad es un elemento clave en la reproducción asistida. Una alta proporción de los ovocitos humanos tiene anomalías cromosómicas y éstas se incrementan con la edad materna. A pesar de ello, el deseo gestacional en mujeres de edad reproductiva avanzada se está haciendo cada vez más común en los países desarrollados. Las razones incluyen mayor tiempo en la universidad, carreras profesionales exigentes, contracepción, emparejamiento tardío, información incorrecta sobre el progreso de las tecnologías de la reproducción asistida y el deseo de un segundo hijo después de un primer embarazo muy anterior o de un segundo matrimonio.

En Holanda, por ejemplo, la edad materna media en las clínicas de fertilidad se ha incrementado en 3.7 años en 2 décadas, desde los 27.7 años en 1985 a los 31.4 años en 2008. Este cambio demográfico hacia una concepción más tardía ha resultado en una proporción de mujeres de más de 35 años que se ha cuadriplicado, desde un 7.9% a un 31.2%[6]. A medida que más mujeres retrasan la maternidad hasta etapas tardías de la vida, la cantidad así como la calidad de los ovocitos se reduce. Además, los resultados desfavorables en torno a la salud de madre e hijo van aumentando.

4.1.2 Técnicas de reproducción asistida. ¿Existe un riesgo asociado?

Muchos estudios han sido realizados para medir el riesgo de anomalías congénitas en las ART. Está bien establecido que hay mayor riesgo de complicaciones obstétricas y perinatales que pueden afectar a la madre y su hijo como resultado de su tratamiento de IFV. En un principio se creyó que la razón era el riesgo asociado de gestación múltiple. Sin embargo, el aumento de la tendencia a transferir un solo embrión ha mostrado que el riesgo perinatal de una gestación única resultante de un tratamiento IVF es mayor que el riesgo de una gestación espontánea. De hecho parece haber un riesgo incremental en función del grado de subfertilidad y el tipo de tratamiento de fertilidad. [2] Un embarazo espontáneo en una mujer con una historia de subfertilidad tiene una prognosis perinatal significativamente peor que una mujer sin dicho historial. Las mujeres que conciben una gestación única como resultado de un IVF tienen los peores resultados perinatales, llegando casi a doblar el riesgo de variables como aborto, CIR, parto prematuro e ingresos en UCI neonatal. [2,4] También tienen un aumento de anomalías congénitas cuando se comparan con los niños concebidos espontáneamente. Incluso en niños concebidos espontánea en mujeres subfértiles como resultado de una estimulación ovárica e inseminación congénita tienen un riesgo ligeramente aumentado de tener una anomalía congénita. [2,4]

La razón por la que existe un aumento de complicaciones obstétricas y neonatales en niños con IFV no está enteramente clara. Sin embargo, existe especulación de que la causa podría explicarse en parte por la reducción espontánea de embarazos gemelares a gestaciones únicas en etapas precoces de la vida fetal. Sin embargo, los gemelos nacidos como resultado de la ART también son más propensos a tener resultados adversos. Por tanto, no puede ser la única explicación posible. Existen pues dos potenciales razones para el aumento del riesgo de anomalía congénita como resultado de un tratamiento IVF: una es resultado de la genética de las parejas que se someten al tratamiento y otra es el tratamiento en sí mismo. Un reciente estudio de Davies et al. tiende a sugerir que el riesgo de anomalías congénitas estaría más en relación con las parejas que necesitan tratamiento de fertilidad o la micro-manipulación de los gametos, más que en el tratamiento en sí mismo [7].

A pesar de los avances en las tecnologías IVF/ICSI, medio de cultivo y más ESET, las gestaciones únicas resultantes de estas tecnologías continúan teniendo un riesgo mayor de complicaciones obstétricas y perinatales cuando se comparan con concepciones espontáneas. [2,4,6,7,8]

4.1.3. Factores de las técnicas de reproducción asistida

Respecto a las causas específicas de los malos resultados obstétricos y perinatológicos en relación con los procedimientos IVF/ICSI, hay distintos factores implicados.

La **infertilidad** es en sí mismo un factor de riesgo, que podría estar siendo una manifestación clínica de las alteraciones subyacentes del material genético. Así, en el varón, distintos estudios han mostrado un aumento de las aberraciones cromosómicas en células sanguíneas en pacientes infértiles. La prevalencia oscila entre el 2.2% y el 13.1%, con la mayoría de trabajos reportando un 4-5%, lo que supone un aumento de 8 a 10 veces comparados con los valores observados en la población general. [9] En la mujer infértil o la compañera femenina en una pareja infértil, distintos estudios también han mostrado un aumento de la frecuencia de anomalías cromosómicas. Algunos autores han señalado que las anomalías cromosómicas son más frecuentes en mujeres con infertilidad secundaria que aquellas con infertilidad primaria. Sin embargo, la relación entre un cariotipo anormal y la infertilidad femenina, quitando el síndrome de Turner, no está tan clara como la situación en el hombre. La mayoría de los estudios sugiere que las aberraciones cromosómicas en la mujer interfieren en el proceso meiótico y que la presencia de anormalidad cromosómica suele ser compatible con la oogénesis, lo que lleva aun mayor riesgo de formación de gametos aneuploides.

La **calidad de los ovocitos** afecta al desarrollo embrionario y a su potencial para implantación y para lograr un embarazo sano. Los factores intrínsecos que afectan a la calidad ovocitaria incluyen anomalías cromosómicas y defectos genéticos. Se ha postulado un papel por parte de la nutrición y metabolismo materno y se ha estudiado el efecto de la obesidad en la calidad ovocitaria y los resultados reproductivos. Factores extrínsecos pueden incluir el uso de protocolos de estimulación ovárica y procedimientos específicos de las ART. La estimulación ovárica puede suprimir el proceso meticuloso de selección natural que lleva a la maduración ovocitaria, potencialmente permitiendo que ovocitos con su calidad comprometida se desarrollen.

Es posible que el **rescate de folículos no dominantes** en la atresia por un exceso de gonadotropinas permita el uso de ovocitos incompetentes, o que lleve a unos pobres resultados. Un estudio comparó IVF en las que se utilizó inducción ovárica frente a una foliculogenesis natural, lo que resultó en mayores pesos al nacer. [10]

La **criopreservación** es usada en la IVF/ICSI Los daños durante la criopreservación pueden ser el resultado de factores biológicos inherentes (por ejemplo gran tamaño, forma esférica, depolimeración del huso meiótico) o mecanismos externos de daño (por ejemplo toxicidad, formación de hielo, daño osmótico). A pesar de ello, las células humanas tienen una habilidad considerable para reparar daños y los protocolos se han mejorado para minimizar los daños por criopreservación. El huso meiótico es altamente sensitivo a los crioprotectores y los cambios de temperatura. Una baja temperatura puede causar una depolimeración de la tubulina, aumentado potencialmente el riesgo de aneuplodía. Los estudios que investigan este efecto arrojan resultados contradictorios. Algunos indican que la repolimeración y la reparación después de la criopreservación devuelven una configuración normal. Otros han encontrado un aumento de anomalías cromosómicas y estructuras de hiso meiótico alteradas. Se ha demostrado que el huso meiótico recupera su configuración normal al margen del protocolo de criopreservación (vitrificación o congelación lento) y que los ovocitos vitrificados son el equivalente a frescos en términos de tasas de embarazo logrado. [11]

Otro factor que podría tener un impacto potencialmente negativo en el embrión en desarrollo sería el **uso de gonadotropinas exógenas**, existiendo evidencia en observaciones en modelos murinos y humanos de que la FSH podría estar directa o indirectamente relacionada con una mayor tasa de aneuploidías de origen ovocitario. [2] Se cree que un aumento de FSH podría inducir la disrupción meiótica, lo que tendría consecuencias a corto y largo plazo sobre la descendencia. Esto ha llevado a un interés en el desarrollo de nuevos protocolos de estimulación de IVF para evitar la potencial influencia negativa de la FSH sobre el ovocito y el endometrio.

Numerosos trabajos han demostrado el efecto del **método de fertilización y el medio de cultivo** preimplantacional e una variedad de características del embrión, incluyendo morfología, potencial de desarrollo, velocidad de crecimiento, número de células y expresión génica. Los componentes del medio de cultivo que influyen en el desarrollo incluyen la composición del medio de cultivo, pH, tensión de oxígeno, temperatura y elasticidad de la placa de cultivo.

Se ha postulado que un elevado **nivel de estrógenos** en la cavidad endometrial durante un ciclo de IFV en fresco, en comparación con un entorno más fisiológico generado en un ciclo de transferencia de embriones descongelados, podría ser la causa del hallazgo de que los niños nacidos en el primer caso son más pequeños al nacimiento que aquellos concebidos con embriones descongelados. La evidencia encontrada del estudio de la expresión alterada de los genes endometriales y sus secreciones en ciclos estimulados en comparación con ciclos espontáneos parecen apoyar este hallazgo clínico.

Existe evidencia en la literatura de que los **radicales de oxígeno libres** tienen un impacto gravemente deletéreo en el ADN espermático [12]; el ovocito, sin embargo, tiene cierta capacidad de reparar el ADN fragmentado, produciendo blastocitos que son capaces de implantarse y producir descendencia. Se ha sugerido que una reparación incompleta podría llevar a patología a largo plazo, y aunque no se disponga de datos en humanos, los estudios en animales indican que el uso de esperma con ADN fragmentado e ICSI puede producir cambios genéticos y epigenéticos durante el desarrollo embrionario preimplantacional. Esto podría alterar el crecimiento placentario/fetal y, consecuentemente, genera descendencia con un crecimiento aberrante, comportamiento anormal, envejecimiento prematuro, y tumores.

La **fertilización por IVF** o directamente por penetración en la zona en la ICSI también tiene su impacto en el desarrollo embriónico: Los embriones ICSI tienen menos ICM (masa celular interna) y TE (trofectodermo) células, y muestran patrones alterados de la expresión génica del desarrollo y metabólica, que es totalmente independiente de las condiciones de cultivo. IVF blastocistos muestran un ratio ICM: TE aumentado, con unos 100-300 genes expresados de forma diferente en comparación con los blastocistos IVF. [10]

4.1.4 La ICSI como caso específico dentro de las técnicas de reproducción asistida

El tratamiento ICSI fue desarrollado para el tratamiento de parejas con una infertilidad masculina severa en la que el recuento espermático es extremadamente bajo (oligozoospermia) o no hay esperma presente en el eyaculado (azoospermia) y la concepción espontánea es altamente improbable, pero el deseo es tener un hijo genéticamente relacionado en lugar de usar un donante de esperma. Posteriores refinamientos de la técnica han supuesto que sea posible realizar una ICSI incluso en ausencia de esperma eyaculado. En hombres con azoospermia, algunos centros ofrecen una biopsia testicular para recuperar espermáticas inmaduras que puedan ser usadas en ausencia de espermatozoides maduros. Además de en varones con oligozoospermia o azoospermia, se pueden beneficiar de esta técnicas otros varones como aquellos intervenidos de vasectomía o que su infertilidad sea consecuencia de un tratamiento quimioterápico.

No obstante, existe la preocupación de que los niños nacidos como resultado de ICSI tengan mayor riesgo de anomalías congénitas que aquellos concebidos por IVF. La primera alarma fue dada por Lancaster, quien estudió el riesgo aumentado de los defectos congénitos y los resultados a largo plazo en los niños concebidos con reproducción asistida. [13] Aunque la ICSI requiere más manipulación del esperma y los óvulos, ya que implica inyectar un solo espermatozoide dentro de un ovocito, el riesgo de defectos congénitos se vio comparable al de la IVF. En años recientes, varios estudios han investigado la prevalencia de defectos congénitos asociados con ATR además de complicaciones maternas y resultados perinatales. Estos estudios se han fijado principalmente en el efecto de la IVF y los resultados han sido contradictorios. Las limitaciones de estos estudios incluyen tamaños muestrales subóbtimos, falta de grupos control adecuados y la inconsistencia en la definición de anomalías congénitas. Algunos estudios han encontrado un aumento de hasta un 50% en algunos casos del riesgo de defectos congénitos en niños concebidos con IVF o ICSI. En 2005, Hansen publicó una revisión sistemática de los datos epidemiológicos disponibles hasta la fecha. De los 25 trabajos analizados, sólo 7 se consideraron adecuados para incluirlos en el meta-análisis. Su revisión sugiere que en efecto, el riesgo parece que está aumentado. [13]

La ICSI logra evitar barreras naturales en la fertilización produciendo una selección negativa de los factores genéticos, lo que lleva a trastornos de la gametogénesis. Como consecuencia, permiten la transmisión de dichos factores a la descendencia, pero también expone a esta a un aumento del riesgo de desarrollar malformaciones y enfermedades de origen genético.

Los riesgos teóricos de la ICSI proceso-dependientes son los siguientes: perturbación física o bioquímica del ooplasma o del huso meiótico; inyección de contaminantes bioquímicos; inyección de ADN exógeno asociado al esperma. Los riesgos teóricos de la ICSI proceso-independientes son: inyección de esperma portador de anomalía cromosómica; transmisión de defecto genético, que puede estar en relación con un factor de infertilidad masculina subyacente; defectos estructurales de los gametos masculinos; anomalías de los factores de activación espermáticos; potencial incorporación de ADN mitocondrial espermático; anomalías genéticas femeninas.

Los pacientes oligozoospérmicos que se presentan para tratamiento ICSI tienen una prevalencia de translocaciones autosómicas e inversiones del 4.6%, llegando en el caso de los varones azoospérmicos al 13.7%, mientras que las mujeres subfértiles tienen una prevalencia mucho más baja, con una serie reportando una tasa del 1.14% para translocaciones autosómicas recíprocas balanceadas. [14] Las causas genéticas de infertilidad incluyen microdelecciones en el brazo largo del cromosoma Y (Yq) asociado a trastornos espermatogénicos resultantes en oligozoospermia o azoospermia. Tres regiones de factores azoospérmicos (AZFa, AZFb y AZFc) son recurrentemente eliminadas en algunos varones con infertilidad. Se estima que el 10-15% de los varones con azoospermia y el 5-10% de los varones con oligozoospermia tienen estas microdelecciones. [14] Los hijos nacidos de padres con delección AZFc mediante ICSI han mostrado ser portadores de la misma microdelección que sus padres y por tanto han experimentado la misma infertilidad. Al sobrepasar los efectos de un recuento espermático bajo o nulo, el tratamiento ICSI puede perpetuar la transmisión de estas causas genéticas de infertilidad, e incluso expandirlas al añadirse expansiones de estas delecciones o la aparición de delecciones de novo, resultando e un fenotipo más grave que sea expresado por los hijos.

Un estudio multicéntrico debe ser destacado en el que todos sus embarazos fueron analizados con la ICSI evaluada como independientemente. La tasa de malformación de los ICSI fue del 8.9% comparada con el 6.0% de grupo control. Más aún, se vieron diferencias en el peso de los nacimientos y la tasa de cesáreas (33% vs 13%). Para las gestaciones múltiples, no se observaron diferencias en este estudio. [15] No se ha observado ningún patrón de malformación propio de las ICSI. El riesgo relativo afecta principalmente a las malformaciones gastrointestinales y urogenitales.

Feng et al. Reportaron que las delecciones cromosómicas sobre Yq de novo ocurrían en un 0% de los niños concebidos espontáneamente, en un 5.3% de los concebidos mediante IVF y en un 26.7% de los concebidos por ICSI, aunque estas conclusiones no han sido logradas por otros investigadores. [3]

En otro de los meta-análisis se encontró que la IVF y el ICSI aumentaban el riesgo de malformaciones mayores con un Odds Ratio de 1.29%. Su conclusión principal fue que el riesgo que se encontró podría estar sobreestimado por el hecho de que ninguno de los estudios usaba el grupo control más apropiado, que sería aquel formado por parejas subfértiles que conciben espontáneamente. En su lugar, cada estudio usaba un grupo control de la población general o de una cohorte específica del hospital considerada normal. [16] Con ello se obviaba la posibilidad de que las parejas subfértiles pudiesen tener un riesgo aumentado en parte por las variadas causas subyacentes a su infertilidad. La falta de grupos de control apropiados en estudios de riesgo asociados con las ART continúa siendo un problema habitual. Una excepción se encontró en el grupo que requirió ICSI con extracción de esperma testicular (ICSI-TESE), en el que el 80% de los casos eran anormales, con un 50% mostrando cariotipos triploides/tetraploides. Aunque los padres presentaban una espermatogénesis normal y un cariotipo normal, la incidencia de microdelecciones de novo en el cromosoma Y en niños varones concebidos con ICSI o IVF se ha observado significativamente mayor que en los concebidos de forma natural, indicando que el riesgo de mutación genética podría estar aumentado en la descendencia ART.

Por último, comentar sobre un aspecto más específico de la ICSI: la forma de obtención del esperma. Las técnicas percutáneas testiculares (TPT) fueron desarrolladas subsecuentemente a la ICSI. La fecundación in Vitro mediante inyección intracitoplásmica abría un nuevo campo en la esterilidad de origen masculino, en el que la calidad de los gametos masculinos pasaba a ser algo casi secundaria. Tras lograr las primeras ICSI con esperma eyaculado en pacientes fértiles, el reto fue lograrlo en varones oligospérmicos e incluso conseguirlo en varones azospérmicos, cuyo esperma no contuviese ningún espermatozoide apto.

Las TPT son una de serie de técnicas en las que se puede obtener material espermático masculino pese a que no haya sido eyaculado. Podemos distinguir varias modalidades en función del lugar y la forma extraída: TESE (extracción esperma testicular), PESA (aspiración percutánea de esperma epididimario) y TESA (Aspiración de esperma testicular). Las modalidades más recientes incluyen incluso la biopsia testicular para la obtención ya no de espermatozoides, sino de espermátidas.

Estas técnicas están aumentando su incidencia en todo el mundo, aunque todavía de forma muy reducida. Por ejemplo en el año 2010 en Dinamarca (país con un 5% de partos totales de niños logrados mediante ART) realizó un total de 234 TPT. [17]

Apenas existen aún estudios de envergadura sobre las TPT, pero debemos destacar un estudio danés de 2013 que comparaba las variables obstétricas y perinatológicas. [18] Dicho estudio muestra que tanto las gestaciones únicas como gemelares con TPT tienen resultados perinatales y neonatales similares, y una tasa de malformaciones congénitas totales similares comparado con la IVF y con la ICSI con esperma eyaculado. No obstante, parece verse que el ratio de malformaciones específicas, concretamente las de sistema cardiovascular y de tracto urogenital, parece haberse incrementado. En este estudio, el ratio de testículos sin descender parece ser directamente relacionado con la severidad de la infertilidad del padre. La asociación entre calidad de semen, criptorquidia e hipospadias está bien documentada, y la explicación más probable es que tanto los padres (con calidad seminal reducida) como los hijos (con testículos sin descender hipospadias) comparten la misma susceptibilidad genética para la disfunción reproductiva.

4.1.5 Técnicas de reproducción asistida. ¿Existe un efecto protector asociado?

¿Existe un efecto protector de las ART, como se observa en 5 estudios del meta-análisis de 18 estudios, que tenga una base en la realidad?

Existe alguna posibilidad de que un efecto protector pueda surgir en el laboratorio clínico de las ART donde se selecciona el esperma y los procesos de selección del embrión. Este rango va desde el diagnóstico genético preimplantacional (PGD) a varias formas objetivas y subjetivas en las que el embriólogo intenta identificar los mejores gametos y embriones. Por ejemplo, cuando los factores masculinos están presentes y la ICSI es usada, hay varios criterios – incluyendo la proximidad de apariencia a la normalidad en términos de morfología y motilidad además de otros criterios – que pueden ser usados para seleccionar el mejor esperma disponible. Los embriones de peor calidad podrían no desarrollar en la etapa de blastocito típicamente usada en la transferencia embrionaria en la actualidad. Cuando un paciente tiene varios embriones disponibles, aquellos juzgados que son los mejores, son los que se transfieren al útero en primer lugar. Finalmente, los embriones inferiores son criopreservados a la espera de una petición de la paciente para su uso en un nuevo intento de embarazo.

Otras modificaciones técnicas que pueden afectar a dicho efecto protector son las siguientes: usar medio de cultivo manufacturado con formulaciones mejoradas en lugar de medio preparado en el mismo laboratorio; usar albúmina sérica humana en vez de albúmina materna como suplemento proteínico en el medio de cultivo; pasar de incubadoras de gran volumen a mini-incubadoras; haber mejorado la temperatura y la regulación de CO_2; y pasar de las gonadotropinas derivadas de la orina a gonadotropinas producidas mediante tecnologías recombinantes. En el caso de los cambios en el medio de cultivo y las condiciones de cultivo, ello ha mejorado la calidad de los embriones y las tasas de embarazo, sugiriendo que se están transfiriendo ahora embriones de mejor calidad. El uso de gonadotropinas recombinantes puede haber llevado a un menor requerimiento de dosis para conseguir la ovulación y a un acortamiento del periodo de estimulación. Tampoco se puede añadir otros cambios, como el cultivo de blastocitos o el proceso de vitrificación.

Un tratamiento exitoso podría proporcionar también protección dado que acorta o interrumpe el tiempo de embarazo en la pareja infértil, lo que evita cierto retraso. Un prolongado tiempo hasta embarazo se ha demostrado en varios estudios que aumenta el riesgo. Por ejemplo, Basso y Olsen reportaron que el riesgo de muerte neonatal estuvo significativamente aumentado en todas las mujeres con un tiempo hasta embarazo de más de 12 meses. [19] Basso y Bair encontraron que un tiempo hasta embarazo aumentado estaba asociado a un aumento significativo de parto pretérmino. En todas las mujeres primíparas con un tiempo hasta embarazo mayor de 12 menes, el odds ratio para parto pretérmino fue de 1.38. [20]

Más aún, si el tiempo hasta embarazo se prolonga, el paciente también será mayor cuando ocurra la concepción. El acortamiento del tiempo de embarazo reduce la edad de la paciente en el momento de la concepción. Los datos de la población general en Estados Unidos han mostrado desde hace tiempo el impacto de la edad materna en la tasa de defectos congénitos. La incidencia es aproximadamente 2.7% a los 26 años y de 3.35% a los 37 años. [20]

En definitiva, parece haber una serie de variables que tendrían un efector protector en el proceso de IVF/ICSI y que podría equilibrar o incluso superar los factores perniciosos inherentes ya conocidos.

4.2. COMPLICACIONES OBSTÉTRICAS Y PERINATALES DE LA IVF/ICSI

4.2.1 Complicaciones derivadas de la técnica

Este último grupo abarca todos los riesgos y posibles complicaciones inherentes a cualquier procedimiento médico invasivo. Recordemos que en la fecundación in vitro es necesario un tratamiento hormonal y al menos dos intervenciones quirúrgicas, que se pueden aumentar dependiendo de los resultados de cada ciclo.

Tratamiento hormonal

Comenzaremos con el riesgo de complicaciones relativos al tratamiento hormonal. El primer requisito en la fecundación in vitro es la obtención de ovocitos para su posterior uso en el laboratorio. Pese a que son válidos los ovocitos obtenidos en ciclos naturales, se ha demostrado que la estimulación del ovario mediante un tratamiento hormonal permite la obtención de mayor cantidad de ovocitos, de mejor calidad y que van a permitir un mayor número de embriones euploides.

La farmacología empleada en la estimulación ovárica es muy variada. Habitualmente se suelen emplear fármacos como el citrato de clomifeno, inhibidores de la aromatasa y las gonadotropinas y sus análogos. En cuanto a la forma de uso, están establecidos una serie de protocolos que dependen del fármaco empleado, del número de dosis y de la duración. Con los agonistas de la hormona liberadora de gonadotropina, por ejemplo, disponemos de tres tipos distintos de protocolos: el protocolo largo, el más difundido para la FIV y que dura aproximadamente 3 semanas; el protocolo corto (flare), que se inicia el primer día del ciclo en vez de a mitad de la fase lútea del ciclo previo; el protocolo corto (microflare), que incluye variaciones sobre el momento de inicio de los agonistas y de las dosis.

Esta estimulación hormonal controlada lleva inherente determinados riesgos. El primero de ellos sería el riesgo de cáncer, principalmente ginecológico. La estimulación ovárica podría aumentar el riesgo de cáncer de ovario, por ejemplo, mientras que el aumento del nivel estrogénico podría influir en el cáncer de endometrio. Existen diversos estudios y meta-análisis que plantean un aumento de riesgo de este tipo de neoplasias, aparte de otras como el melanoma y cáncer de tiroides. Sin embargo, la mayoría de estudios no ha podido obtener resultados concluyentes, entre otras cuestiones por la dificultad de eliminar variables de confusión y la obtención de una población adecuada para su estudio, y por otra parte por la falta de estudios prospectivos, multicéntricos y sobre todo durante largos periodos de tiempo, para poder obtenerse datos fiables.

Otra complicación más certera y frecuente sería el llamado síndrome de hiperestimulación ovárico (SHO). Se trata de una complicación iatrogénica producida por el uso de hormonas para la estimulación de la ovulación y desencadenada tras la administración de HCG. Tiene una incidencia variable, que puede rondar el 10% de las estimulaciones ováricas, y se observa más frecuentemente en su forma leve.

En el SHO se produce un crecimiento ovárico persistente y prolongado, que viene acumulado de una mayor acumulación de líquido extravascular y la disminución del volumen intravascular. Los síntomas abarcan desde las formas leves, con náuseas, vómitos y distensión y dolor abdominal, a formas más graves, que pueden incluir ascitis a tensión, hidrotórax, insuficiencia respiratoria, trombosis venosa y disfunción renal.

El tratamiento médico se basa en la monitorización del cuadro, esperando a la autorresolución, y en la reposición del volumen intravascular perdido y balance de electrolitos. Puede ser necesario la utilización de técnicas invasivas como la paracentesis o la culdocentesis.

En cuanto a la prevención, ningún método puede prevenir por completo el SHEO, pero puede tomarse medidas para disminuir el riesgo. El estudio de los factores de riesgo (Síndrome de ovario poliquístico, edad joven, recuento de folículos antrales alto) y la modificación de los protocolos en este tipo de pacientes con la variación de las dosis y duraciones o la inclusión de fármacos adyuvantes son algunos de los métodos habituales de prevención.

<u>Anestesia</u>

La utilización de algún método anestésico es usada de forma rutinaria en la punción ovárica y de forma excepcional en la transferencia embrionaria. En la aspiración de ovocitos se utiliza habitualmente la anestesia general mediante sedación sin intubación, siendo el fármaco más utilizado el Propofol. Otros fármacos también utilizados son los morficomiméticos (fentanilo, alfentanilo, sulfentanilo) Otras modalidades de anestesia son menos usadas, como es el caso de la anestesia neuroaxial o la anestesia paracervical, no requiriéndose en esta última la presencia de un anestesista.

Las posibles complicaciones de todos estos métodos son las habituales que nos encontramos en cualquier procedimiento anestésico: náuseas, vómitos, retención urinaria, hipotensión arterial, intolerancia a fármacos utilizados, etc. En el caso de la anestesia neuroaxial destacamos además la posibilidad de cefalea postpunción de duramadre.

Por último, también existen riesgos teóricos de que los fármacos anestésicos supongan un riesgo para el ovocito en su paso al torrente sanguíneo, pero en la práctica no ha sido demostrado.

<u>Aspiración folicular</u>

La aspiración folicular ecoguiada fue descrita por primera vez en 1985. Consiste en la punción de los ovarios por vía transvaginal y mediante una aguja de aspiración, guiada ecográficamente con un transductor vaginal.

Las complicaciones de la aspiración vienen derivadas principalmente de la punción. Habitualmente se usa una aguja con unas dimensiones aproximadas de 30 cm y 18G, la cual hará un recorrido intrapélvico de varios centímetros. Las complicaciones más importantes que pueden resultar de esta técnica son la hemorragia, las lesiones de estructuras pélvicas, la infección pélvica y el dolor. Otras complicaciones menos frecuentes pero que deben tenerse en cuenta serían la torsión ovárica, la ruptura de quistes, etc.

La hemorragia es la complicación más frecuente, con incidencias de hasta el 25%. Suele ser consecuencia de la punción de la cápsula ovárica, también en menor medida de estructuras vasculares, peritoneo, etc. El sangrado suele ser escaso, rara vez alcanza cantidades importantes y la formación de un hemoperitoneo es muy infrecuente. La actitud es de expectación, para intervenir si fuera necesario, pero no suele ser necesario.

Las lesiones de estructuras pélvicas son poco frecuentes, pero potencialmente importantes. Incluimos como estructuras pélvicas las estructuras vasculares, nerviosas, intestino, apéndice, uréteres, etc. La clínica variará en función de la estructura afecta, con sangrado importante, lesiones neurológicas, perforación intestinal y riesgo de peritonitis, etc. De todas maneras, su incidencia es muy reducida en parte por el uso de la ecografía como guía, que nos permite visualizar el trayecto de la punción.

La posibilidad de infección suele ser baja. La principal vía sería el arrastre de microorganismos de la vagina en la aguja de punción. Existe también la posibilidad de reactivación y diseminación de infecciones pélvicas crónicas, para lo que ayudaría una buena anamnesis de la historia clínica de la paciente antes del inicio del proceso. Como prevención, se suele usar antibioterapia de manera profiláctica en el momento de la intervención. Un tema controvertido sería la aplicación de antisépticos en la zona de punción, por los posibles efectos que pudiera tener en los ovocitos extraídos.

En cuanto al dolor, es habitual dado el tipo de intervención y dependerá entre otros factores del volumen ovárico y las complicaciones durante la punción. Para prevenirlo tendríamos la anestesia durante el procedimiento y la prescripción de analgésicos en el postoperatorio.

4.2.2 Complicaciones obstétricas

Generalmente, un embarazo conseguido después de una IVF o procedimientos relacionados se ha considerado como un embarazo de riesgo. Las complicaciones obstétricas se han demostrado que son mayores, tales como patología obstétrica (Enfermedades hipertensivas del embarazo, placenta previa), retrasos del crecimiento, sangrados, gemelaridad, prematuridad, inducción del parto, etc. [2-8, 14, 15-17] Estos riesgos se mantienen aún después de quitar factores como la inducción de ovulación o la transferencia de múltiples embriones. Notablemente, estas incidencias se mantienen a día de hoy, demostrando que a pesar de los avances en este campo, existen todavía consecuencias desfavorables. La mayoría de estos resultados pueden ser relacionados y ser así completamente explicados por las características paternas y especialmente las maternas, y no la técnica en sí misma, con una excepción: el aumento del ratio de los partos múltiples. El estudio de Pandian, por ejemplo, muestra un aumento de complicaciones obstétricas en pacientes con esterilidad idiopática, independiente del tratamiento, ya sea estimulación hormonal, inseminación o IVF, en comparación con un grupo control fértil. [21] En madres con esterilidad idiopática, las complicaciones como la preeclampsia, abrupción placentaria, contracciones precoces, cesárea urgente o inducción del parto ocurrieron en un porcentaje mayor que en el grupo control.

Algunas de las complicaciones obstétricas que ocurren con frecuencia aumentada entre las mujeres que conciben con IVF son las siguientes: sangrados de primer trimestre (4 veces incrementado), torsión ovárica (11 veces), complicaciones tromboembólicas (2 veces). La torsión ovárica se ha descrito con un ratio de 1:1.300 gestaciones IVF. El ratio de partos prematuros y la frecuencia de muerte intrauterina también es mucho mayor que la media para todos los embarazos. [22]

La alta tasa de embarazos múltiples resulta en un marcado incremento de prematuridad y cualquier reducción en el ratio de embarazos múltiples reducirá drásticamente el ratio de parto pretérmino. Una reducción de partos gemelares del 29 al 18.5% en Suecia resultó en una reducción del 72% del riesgo de parto pretérmino. [17]

En el momento del parto también se ha descrito un aumento de condiciones patológicas. La preeclampsia en gestaciones únicas ocurre con un ratio elevado, al igual que la abrupción placentaria, el sangrado en asociación con el parto vaginal y la ruptura prematura de membrana. Se han encontrado incrementos del 60, 120, 40 y 150% respectivamente. [14] Las dos primeras condiciones descritas han sido asociadas con la subfertilidad sin tratar. También la placenta previa, tanto en gestaciones únicas como múltiples, es más común de lo esperado, con un 280 y 80% de incremento, respectivamente. [14] Todas estas complicaciones se relacionan con una tasa aumentada de cesárea, que ha sido descrita repetidamente en la literatura. No se observa un incremento en el riesgo por un parto instrumental vaginal, pero la inducción de parto ocurre con más frecuencia que en otras gestaciones. Conviene mencionar que muy frecuentemente los trabajos de parto son inducidos o las cesáreas realizadas a petición de las pacientes o los médicos porque ambos están ansiosos sobre el resultado final.

También en el puerperio se ha demostrado el aumento de algunas complicaciones, como un exceso de sangrado postparto en los dos meses posteriores, tanto para IVF como ICSI. [18]

En cuanto al aumento de incidencia de cáncer en la mujer tras la gestación, en relación a hipótesis ligadas al tratamiento hormonal previo, no se ha observado aún ningún aumento en los estudios recientes.

4.2.3 Complicaciones perinatales

Las complicaciones perinatales son aquellas ocurridas en relación al momento del parto y que afectan al recién nacido. Las principales variables perinatales utilizadas suelen ser las de bajo peso al nacer, muy bajo peso al nacer, pequeño para la edad gestacional (SGA), Apgar Score <7 a los 5 minutos, ingreso en UCI, discordancia de peso (gemelares), defectos congénitos y mortalidad.

Sobre el riesgo de parto prematuro, está formado en su mayor parte por embarazos múltiples, pero también es el doble de alto para gestaciones únicas, del 13-16% que en una gestación normal. [21] El riesgo de parto prematuro o de un peso al nacer de <1500gr después de la reproducción asistida aumenta el triple en comparación con el de los niños espontáneamente concebidos. El aumento resultante en mortalidad perinatal es de un multiplicador de 1.7. [23]

En cuanto al bajo peso al nacer, un gran estudio americano de 40.000 niños IVF en comparación con 3 millones niños concebidos espontáneamente revela que el riesgo de un peso bajo al nacer después de la reproducción asistida es más de dos veces el normal. [21]

Uno de los estudios de cohortes de IVF descubrió un aumento de la tasa de partos prematuros del 6% al 13%, un aumento de la incidencia de niños con bajo peso al nacer del 7% al 11% y un aumento en la probabilidad de un peso al nacimiento menor, así como un aumento de los pequeños para la edad gestacional del 10% al 17%. [24] En un estudio sueco basado en la morbilidad después de la utilización de diferentes procedimientos IVF, las tasas de complicaciones adversas en forma de parto pretérmino y bajo peso al nacer fueron significativamente más favorables para las gestaciones únicas nacidas de IVF con embriones congelados comparados con las IVF con embriones frescos. [25] En la misma línea de estos resultados, un reciente estudio australiano que exploraba los factores que influían en el peso al nacer obtuvo resultados similares. [26]

En otro estudio sueco, el 9.6% de todas las gestaciones únicas nacieron de forma pretérmino y en un 1.9% lo hicieron antes de las 32 semanas (los porcentajes en la población natural son 5.3% y 0.7%) Este aumento de casi el doble de riesgo está de acuerdo con la literatura publicada hasta la fecha. Curiosamente este riesgo se ha ido reduciendo desde los años 1982-1990 hasta los 1996-2001, con una odds ratio de 1.89 a una de 1.13. No se puede determinar si esto se debe a un cuidado mejorado de las gestaciones IVF o si es el resultado de un cambio en la selección de pacientes a los que se les ofrece la IVF. [22]

En el estudio danés de Pinborg, las gestaciones únicas logradas con embriones congelados tenían de media unos 200gr de peso más al nacer y una media de 2 días más de edad gestacional en comparación con los niños nacidos con transferencia de embriones frescos. Sin embargo, los niños nacidos con embriones congelados tuvieron un riesgo ajustado significativamente más alto de gran prematuridad y de admisión en UCI neonatal en comparación con los niños no ART. [25]

Cuando se compara las IVF con la ICSI, no se observan diferencias en el efecto del parto prematuro y el bajo peso, pero sí se observa una diferencia significativa entre la transferencia de embriones frescos frente a los criopreservados, que tienen una tasa de resultados mejor.

Sobre la tasa de mortalidad neonatal, se ha demostrado de manera repetida una mayor tasa de mortalidad en niños nacidos de procedimientos IVF. Las características maternas son los principales determinantes para el aborto y la muerte fetal. Los odds ratio para ambos fueron de 1.72, pero después de ajustarlo por edad materna, paridad, fumadora, y años de infertilidad se reduce a 1.13. No se observa diferencias en la mortalidad infantil entre los distintos métodos IVF. [23]

En cuanto a las patologías neonatales, se han observado diversas variables de diagnósticos neonatales y se ha encontrado que en los IVF ocurren en mayor frecuencia. La mayoría de ellos son, sin embargo, relativamente infrecuentes. Un odds ratio ajustado de 3.35 para el diagnóstico de hemorragia cerebral representa un ratio de 2.5 cada 1000 casos. Cuando se comparan otras variables, no se observan diferencias estadísticas: convulsiones, problemas respiratorios, sepsis neonatal. [19] La principal razón para el aumento de la tasa de complicaciones neonatales es un aumento de la tasa de embarazos múltiples. [19, 22, 24,25]

Sobre el tratamiento ICSI de forma específica, muestra resultados muy similares respecto a embarazo, periodo perinatal, malformaciones congénitas, salud general, crecimiento y cuidado médico comparado con IVF. Comparado con la IVF, las madres ICSI tiene un riesgo menor de admisión en hospital para parto debido a complicaciones médicas, y la ICSI suele necesitar menos terapia física. Comparada con los casos de concepción natural, las madres ICSI muestran una mayor tasa de complicaciones en el embarazo, la mayoría relacionadas con la prematuridad. Los niños ICSI muestran menor peso medio y tasas aumentadas de bajo peso al nacer. [23]

4.2.4 Gestación ectópica

El embarazo ectópico es la implantación del producto concepcional fuera de la cavidad uterina. En el 95% de las ocasiones la implantación se produce en la porción ampular de la trompa, existiendo otras localizaciones posibles como el ovario, el cérvix uterino, abdominal, etc. El diagnóstico del embarazo ectópico es ecográfico o analítico, mediante la determinación seriada de los niveles de ß-HCG. Las opciones de tratamiento son de actitud expectante, ya que hasta el 57% de ellos se van a resolver espontáneamente; el tratamiento médico con metotrexate; y el tratamiento quirúrgico, que suele consistir en la salpinguectomía laparoscópica.

Existe una clara relación entre el embarazo ectópico y la reproducción asistida. Es de destacar que la primera gestación lograda por fecundación in vitro en 1976 fuera un embarazo ectópico. [7] La incidencia actual de embarazos ectópicos en las terapias de reproducción asistida ronda el 3%. Los factores de riesgo para esta alta incidencia están claramente establecidos.

Como factores maternos tenemos por ejemplo los antecedentes de enfermedad inflamatoria pélvica y cirugía pélvica, que a su vez son factores predisponentes para la esterilidad. También influyen otros como la endometriosis, el tabaquismo, la anticoncepción, etc.

Como factores dependientes de la reproducción asistida, tendríamos los derivados del propio ciclo del tratamiento. El citrato de clomifeno, usado en la inducción de la ovulación, muestra una mayor incidencia de embarazo ectópico debido a la acción antiestrogénica. El uso de la progesterona también aumenta la incidencia ya que favorece la apertura del istmo tubárico y la relajación del miosalpinx.

Por último tendríamos los factores derivados de la transferencia embrionaria. Tendríamos como factores la cantidad de medio de cultivo transferida, estimándose peligroso volúmenes de más de 60-80 µL. También la manipulación uterina durante el procedimiento puede desencadenar la liberación de prostaglandinas, que inducirían una miocontractibilidad uterina. El número de embriones transferido también aumentará la incidencia, existiendo una relación directa entre el número y el riesgo de embarazo de ectópico. Por último, la propia localización de la transferencia embrionaria será un factor a tener en cuenta, siendo mayor el riesgo cuanto más alto se depositen dentro de la cavidad uterina. Se ha demostrado que el lugar más apropiado sería en el tercio medio de la cavidad uterina.

En las ART tendríamos aumentado también la incidencia no sólo de embarazo ectópico, sino también de embarazo heterotópico. Este caso muy poco frecuente en la naturaleza, en la que se produce implantación de uno de los embriones dentro de la cavidad y otro fuera de ella, puede llegar a alcanzar una incidencia de un 1% de todas las gestaciones. [13] El diagnóstico es difícil, ya que la presencia ecográfica de una gestación intrauterina hace bajar la guardia sobre otras posibles gestaciones, y los valores de ß-HCG no son valorables en estas condiciones. Suelen diagnosticarse de forma más tardía y por síntomas clínicos como el dolor pélvico.

4.2.5 Gestación múltiple

La gemelaridad y el embarazo múltiple se ha convertido para muchos en el caballo de batalla de la reproducción asistida. Se trata de la complicación más estudiada, consistentemente relacionada, y teóricamente evitable de todas las complicaciones de las ART.

Los datos poblacionales nos muestran el alto porcentaje que representan los embarazos múltiples dentro de la ART. En los últimos 10 años, el número de ciclos de tratamiento de IVF ha aumentado en todo el mundo, lo que ha resultado en un aumento del número de embarazos múltiples. Esta tendencia se ha atribuido al aumento del uso de los métodos de reproducción asistida, expresado sobre todo en los nacimientos múltiples, y también en el aumento de la edad para dar a luz. En 2005 el embarazo múltiple en las IVF suponía el 20.8% en Holanda y el 21.8% en Europa, comparado con una incidencia natural del 1-1.5% en los embarazos espontáneos. [4] La tasa de gemelaridad en 2010 en Estados Unidos en mujeres menores de 35 años es del 30%; con un riesgo relativo 20 veces más alto comparado con la concepción natural. La incidencia de embarazos múltiples de más orden (tripletes o más) es de 1,5%, unas 100 veces más alta que en la concepción natural. Además, el riesgo de gemelos monocigóticos está aumentado 2 veces en las gestaciones ART. Las gestaciones múltiples están fuertemente asociadas con un aumento del riesgo de parto pretérmino y bajo peso al nacer. [28]

Debemos además destacar un sesgo importante en las estadísticas, causado por el llamado Síndrome del gemelo desvanecido. No todos los fetos múltiples llegan a término porque, dependiendo de la edad de la paciente, un 30-50% de todos los embarazos múltiples resulta en regresión espontánea o aborto de uno o varios fetos. La probabilidad de que en un embarazo gemelar uno de los fetos no se desarrolle es del 30%, pero si se detecta latido cardiaco en ambos fetos, esta tasa baja al 10-15%. También, en el caso de los tripletes, ronda el 30-50%.[21]

En cuanto a las complicaciones ligadas, los gemelares y embarazos múltiples están asociados a mayores niveles de morbilidad materna y a un mayor riesgo de morbilidad y mortalidad perinatal. La tasa de complicaciones aumenta proporcionalmente con el número de fetos. Las complicaciones maternas más significativas son el sangrado antes del parto y en el postparto, anemia e hipertensión gestacional y preeclampsia. Las complicaciones fetales más significativas son el crecimiento intrauterino retardado, crecimiento discordante, muerte de un feto y el síndrome de transfusión fetofetal. Para embarazos múltiples, también hay un mayor riesgo de complicaciones obstétricas generales como las contracciones prematuras o la ruptura de las membranas, retención de placenta, parto prematuro o recién nacidos de bajo peso. Esto incluye riesgo de enterocolitis necrotizante, parálisis cerebral, disfunciones cognitivas y neuromotoras y dificultades de comportamiento. En una estadísticas perinatales bávaras de 2010, la tasa de mortalidad perinatal para gestaciones únicas era de 4.2% y de 16.6% para embarazos múltiples. [26]

No obstante, pese a la abundante evidencia de que las variables perinatales de los nacimientos únicos concebidos usando tratamiento IVF son peores que aquellos logrados mediante concepción espontánea, siguen existiendo trabajos con resultados contradictorios en cuanto a las gestaciones gemelares con ambos métodos. En la mayoría de comparaciones entre gemelos nacidos IVF y gemelos nacidos espontáneamente, no se encuentran diferencias mayores en los resultados. Un meta-análisis sistemático de variables perinatales en reproducción asistida y embarazos espontáneos demostró que la tasa de morbimortalidad perinatal en gemelares siguiendo un procedimiento ART se reducía un 40% en comparación con las gestaciones espontáneas. [29] Existen estudios que muestran que la IVF podría tener un efecto comparable o beneficioso sobre los resultados perinatales en gemelares debido a que la dicoricionicidad es mayor en la IVF frente a la concepción natural. No es fácil explicar estas observaciones debido a la metodología heterogénea entre los estudios, como las diferentes proporciones de edad materna, paridad y, especialmente, sobre la corionicidad. Los gemelos concebidos por fecundación in vitro son en menor número monocoriales frente a los concebidos de forma espontánea, y como sabemos, los monocoriales tienen peores resultados que los bicoriales. Además, algunos investigadores sugieren que esos resultados desfavorables son producto de las características maternas de aquellas mujeres tratadas, no de la técnica de fecundación in vitro per se.

El objetivo primario en el campo de fertilidad es la reducción de los embarazos múltiples. Por fortuna, el riesgo de gestación múltiple puede ser manejado limitando el número de embriones transferidos y los estudios sugieren que la tasa de PTB y LBW ha declinado debido a una reducción en el número de embriones transferidos en el útero. Por ejemplo, la transferencia de 4 o más embriones frescos ha decrecido desde el 34% en 2000 al 12% en 2009, con una disminución del porcentaje de nacimientos de gestaciones múltiples en un 14%. Cualquier reducción en el ratio de embarazos múltiples reducirá drásticamente el ratio de parto pretérmino. Una reducción de partos gemelares del 29 al 18.5% en Suecia resultó en una reducción del 72% del riesgo de parto pretérmino. [28]

En la presente situación, todos los esfuerzos deben centrarse en la reducción de los partos múltiples con la restricción del número de embriones transferidos mediante el concepto ESET. No sólo esto reducirá el número de embarazos gemelares, sino también el número de partos únicos tras gestaciones gemelares por el llamado fenómeno del gemelo desvanecido, que también tienen el riesgo incrementado.

4.2.6 Defectos congénitos

<u>Clasificación</u>

No existe consenso general sobre lo que constituye un defecto congénito. Una definición común pero ambigua sobre lo que es un defecto la describe como un defecto anatómico que necesita tratamiento o que puede tener implicaciones funcionales. Tradicionalmente, el síndrome de Down y otros síndromes malformativos que han sido diagnosticados basándose en el fenotipo al nacimiento, se han incluido en este grupo. Los criterios diagnósticos son, sin embargo, vagos y pueden variar en el tiempo y lugar. Para cualquier categoría de defectos, como el labio leporino o la hipospadias, existe un continuum de gravedad desde formas severas a formas mínimas con un discernimiento ambiguo.

Más importante, sin embargo, son los problemas generales de discernimiento y reportación de algunas categorías de defectos congénitos. Estos problemas suelen verse reflejados en la prevalencia de defectos congénitos reportados por los distintos estudios. Una preocupación particular puede ser los sesgos debidos a una infrarreportación sistemática de los diagnósticos prenatales. Pese al hecho de que los defectos mayores son más favorables de ser consistentemente reportados, sólo el 36% de los estudios los comparaban, la mayoría reportando resultados de cualquier tipo de defecto (mayor o menor). [30]

Para evitar este tipo de sesgos algunos autores abogan por incluir información de sólo los defectos mayores en los estudios de niños ART por las siguientes razones: esas estimaciones evitan las dificultades inherentes de medir y clasificar las anomalías menores; la notificación de anomalías menores suele ser incompleta; es posible que los niños ART sean examinados más de cerca que los no ART y por tanto se encuentren más anomalías menores que en el grupo de concepción natural. Esto es menos probable en el caso de las malformaciones mayores, que son más fáciles de detectar al margen de la forma de concepción; los defectos mayores son de mayor importancia clínica que los menores y la inclusión de más defectos comunes puede llevar a asociaciones no realistas con ART y defectos mayores clínicamente más importantes pero más raros.

En cuanto al sistema a utilizar, los tres métodos de clasificación más habituales de defectos congénitos son los siguientes:

1) "Los defectos mayores son aquellos que generalmente causan discapacidad funcional o requieren corrección quirúrgica". Esta es la definición usada por un grupo de investigadores belgas en los estudios de seguimiento de niños ART. La definición es problemática porque no se puede reproducir con un nivel básico de confianza. No existe una lista estandarizada de exclusiones y dado que algunos defectos menores también pueden llevar cirugía correctora (por ejemplo polidactilia) esto puede llevar a dudas sobre si dichos defectos se deben incluir. Los defectos que están incluidos, normalmente, suelen tener gran significación clínica y por ello evita alguno de los problemas asociados con el infrarreporte de defectos congénitos menores.

2) La inclusión de algunas condiciones listadas en el capítulo de ICD titulado anomalías congénitas. Los estudios que usan este método de clasificación no han sacado los datos del registro de una base de datos de defectos congénitos sino que suelen obtener los datos de las notas del hospital (ya sea de los registros de los exámenes físicos o de los registros generales

del hospital). Dado que el código solo del ICD no diferencia entre defectos mayores o menores, estos estudios tienden a reportar juntos ambos tipos defectos. Aunque este tipo de estudios son más fáciles de replicar, pueden sufrir de problemas asociados con la infrarreportación o reportación variable de defectos menores. Además la inclusión de defectos menores comunes puede emponzoñar asociaciones de mayor importancia en defectos clínicos más importantes aunque más raros.

3) Los sistemas de clasificación específicos usados para registros de defectos. Éstos incluyen estudios que pueden estar conectados a datos de defectos congénitos coleccionado de registros dedicados o pueden especificar que los defectos congénitos clasificados en su estudio lo hacen en base a un sistema de registro particular. Es de destacar como uno de los principales sistemas de clasificación el usado por la red EUROCAT. Podemos incluir por ejemplo los sistemas de registro suecos o el estudio de Pinborg 2010 de Dinamarca que presenta una información sobre defectos congénitos basándose en los códigos de diagnóstico ICD pero también presentando datos de condiciones menores comunes que se han excluido (por ejemplo caderas inestables, arteria umbilical única, ductus arterioso persistente, frenillo lingual, etc.) En general, debe ser fácil replicar los estudios incluidos en esta categoría con preferencia por un método de clasificación usado, y sus resultados deben ser menos influenciados por la variación en el reporte de defectos congénitos menores debido a una lista explícita de exclusiones.

Relación con IVF/ICSI

Clarificar la posible asociación entre IVF y defectos congénitos es uno de los aspectos críticos de la reproducción asistida, debido al aumento de las técnicas de reproducción en todo el mundo (Casi 1% de niños en los Estados Unidos es concebido por IVF, llegando al 5% en Dinamarca).

Desde la aparición de la ART, ha existido una preocupación sobre las tasas de malformaciones en los embarazos resultantes. Cuando se estudió específicamente las fecundaciones in vitro, los estudios epidemiológicos iniciales apuntaban a un aumento de la prevalencia de malformaciones congénitas. En contraste, los estudios posteriores refutaron esta asociación. Muchos estudios han ido siendo realizados para medir el riesgo de anomalías congénitas en las ART Aunque la información de las gestaciones IVF continúa siendo acumulada, parece que el riesgo global de malformaciones congénitas es superior al riesgo de la población general. Dos meta-análisis y un gran estudio nacional sueco habían mostrado un aumento del riesgo de defectos congénitos del 30-40% cuando se comparó con la concepción natural. [31] Una revisión realizada por uno de los autores 5 años después informaba de que, aunque el riesgo de defectos congénitos en gestaciones únicas IVF/ICSI ha declinado con el tiempo, un incremento del 10-20% todavía persiste. En cómputo global, la prevalencia de malformaciones mayores en la ART es del 4-5% mientras que en la población general es el 3-4%.[17]

Sin embargo, no hay acuerdo sobre si la ART directamente causa este aumento del riesgo, por la falta de consenso de criterios comunes para definir malformaciones congénitas. De hecho, el aumento del riesgo de resultados adversos podría estar más relacionado con problemas ligados a la infertilidad parental. Es importante dilucidar la correlación entre el riesgo de defectos congénitos y la ART porque todas las parejas que realicen estos procedimientos deben ser aconsejadas sobre el riesgo potencial.

En 2002 Hansen reportó un riesgo duplicado de defectos congénitos mayores para las ART comparados con los niños concebidos espontáneamente. Los riesgos en defectos congénitos mayores en embarazos logrados con ICSI, IVF y de forma natural fueron 8.6, 9.0 y 4.2% respectivamente. [31]

En un estudio de 4.000 niños nacidos mediante IVF/ICSI en China, la tasa de anomalías congénitas en los niños de reproducción asistida fue del 2.22% y del 5.16% después de 3 años, frente a una tasa de malformaciones congénitas mayores es del 1-2% en ART en China. [32] Esta tasa fue del 5.3% en Suecia, 5.1% en Francia, 6.2% en ART niños al año de vida en Estados Unidos, 4,2% en Canadá, 1.16% en Japón y del 4% en Europa. [4, 16, 19, 32]

Cuando se trata específicamente de la ICSI, un estudio reporta tasas de malformaciones congénitas ligeramente superiores en los niños ICSI, tanto al nacimiento como en el control a los 3 años. El ratio de varones en el subgrupo ICSI fue marcadamente más bajo que en el de IVF, lo que podría deberse al uso predominante de la ICSI en casos de infertilidad paterna y en una selección positiva de células espermáticas X. Más aún, en el estudio longitudinal de ART se demostró que la tasa de malformaciones en varones de ICSI fue mayor que en la IVF, pero esta diferencia en las hembras no fue significativamente estadística. Este hallazgo sugiere que el incremento de los defectos de nacimiento en ICSI podría estar relacionado con el material genético paterno. [33]

Bonduelle et al. también documentaron que la incidencia de anomalías cromosómicas es mayor en niños concebidos por ICSI comparados con la población general. [34] En el tratamiento ICSI la elevada incidencia de anomalías cromosómicas heredadas se debe a anomalías cromosómicas estructurales paternas, además de una mayor tasa de anomalías cromosómicas de novo relacionadas con la concentración y motilidad espermática y también debido a la edad materna. La tasa de anormalidades cromosómicas de-novo después de ICSI se estima en 1.6%. Es un riesgo similar al de una mujer de 40 años. En la población general se espera una tasa de novo entre 0.45 y 0.87%. En una serie de 25 mutaciones detectadas de novo después de ICSI, 10 de ellas fueron aneuploidías cromosómicas sexuales, con una tasa de 0.6% comparada con la del 0.19-0.27% de la población general. [27] Estos estudios sugieren que la ART podría estar asociada con un aumento del riesgo de anomalías cromosómicas de-novo. Una excepción se encontró en el grupo que requirió ICSI con extracción de esperma testicular (ICSI-TESE), en el que el 80% de los casos eran anormales, con un 50% mostrando cariotipos triploides/tetraploides. [29] Aunque los padres presentaban una espermatogénesis normal y un cariotipo normal, la incidencia de microdelecciones de novo en el cromosoma Y en niños varones concebidos con ICSI o IVF se ha observado significativamente mayor que en los concebidos de forma natural, indicando que el riesgo de mutación genética podría estar aumentado en la descendencia ART.

Dentro del grupo de defectos genéticos, uno de los objetivos de la mayoría de los estudios es encontrar una relación entre los procedimientos IVF/ICSI y ciertos tipos específicos de defectos congénitos. La literatura es relativamente heterogénea en estos aspectos.

En España, por ejemplo, un estudio realizado por el Instituto Valenciano de Infertilidad señaló como malformaciones más frecuentes en las ART las musculoesqueléticas, seguidas de las malformaciones cardiovasculares y en tercer lugar las del aparato digestivo. [36] Los trabajos en Escandinavia, en cambio, citan como las malformaciones más específicas de las IVF las del sistema nervioso central, cardiovasculares, urogenitales y digestivas. [7, 9, 18, 19] Un artículo de Inglaterra cita por orden de incidencia el sistema cardiovascular, las malformaciones de ojo, oído, cara y cuello, las urogenitales y las musculoesqueléticas. [24] Y por último, un informe de China muestra como defectos congénitos más comunes fueron los defectos cardiacos (0.29%), del sistema nervioso central (0.20%), polidactilia o sindactilia (0.13%), hendidura palatina (0.11%) y defectos del tracto digestivo (0.09%). [37]

Dentro de las ICSI sí parece haber mayor relación con las malformaciones urogenitales de forma específica, y concretamente con la hipospadias. [30, 32, 37]

4.2.7 Trastornos de la impronta genómica

La epigenética se refiere a los mecanismos altamente orquestados para facilitar el complejo patrón y la regulación de la expresión genética que se requiere para asegurar un desarrollo humano normal. La impronta genómica es un fenómeno epigenético en el cual la expresión de un gen particular es determinado por su origen paternal y, por un gen particular, sólo un alelo específico materno o paterno será expresado en ciertos tipos de células en momentos específicos del desarrollo. Los genes que no serán expresados son marcados para su supresión por el proceso de metilación del ADN o por modificación de las histonas o de las proteínas de unión. La epigenética por tanto se encarga de los potenciales cambios hereditarios en la expresión genética.

Un trastorno en la impronta genómica es una anomalía congénita resultado de los patrones anormales de metilación en los genes heredados. Esto ocurre en patologías de forma bastante infrecuente. Sin embargo, se cree que es posible que los patrones anormales de metilación aumenten durante las ART y lleven a alteraciones epigenéticas en la descendencia. Varias cohortes muestran un aumento de riesgo de defectos congénitos en niños ART. Otros sugieren un ligero incremento o la falta del mismo. Los estudios prospectivos llegan a conclusiones contradictorias de igual manera.

Los trastornos de la impronta genética fueron descritos después de procedimientos IVF o ICSI, y también ocurren más frecuentemente en parejas que requieren un tratamiento de fertilidad de mayor duración. Estos hallazgos implican que la estimulación ovárica o la infertilidad en sí misma pueda ser la causa común de las anomalías en la transcripción de ADN. Algunos aspectos concernientes a la impronta y las ART que requiere de futuras investigaciones incluyen los relacionados con el uso de esperma que de por sí tienen un defecto de impronta inherente, la estimulación hormonal usada en la generación de ovocitos, los efectos en la impronta de los constituyentes del medio de cultivo embrionario durante la embriogénesis, así como la causa de la infertilidad parental subyacente por sí misma. Waterland and Miches apuntan a que todos estos factores pueden llevar a cambios persistentes en el epigenoma, lo que puede tener una influencia en la susceptibilidad de enfermedades a largo plazo. [14]

Se conocen varios síndromes asociados a defectos en la impronta genómica, como por ejemplo el Prader-Willi, Angelman, Beckwith-Wiedemann, Silver-Russell o la osteodistrofia hereditaria de Albright. De entre los distintos trastornos de la impronta genética, destacaremos dos como los más comunes en los procedimientos IVF/ICSI: el Síndrome de Beckwith-Wiedemann (BWS) y el Síndrome de Angelman.

El BWS es un síndrome congénito del crecimiento basado en la mutación o epimutación de ciertos genes improntados en el cromosoma 11, cuyos síntomas incluyen el alargamiento de distintas partes del cuerpo, defectos de la pared abdominal, microcefalia, hipoglucemia y un ratio aumentado de desarrollo tumoral, entre otros. La frecuencia del BWS se ha estimado en 1 cada 13700 embarazos, pero aumenta 2-3 veces con la ART. En general, se estima que al menos 50 niños nacidos por IVF/ICSI han sido reportados por BWS. [28]

El Síndrome de Angelman es un trastorno caracterizado por un retraso del desarrollo severo, trastorno de lenguaje, motor y anomalías del comportamiento. Las causas del Síndrome de Angelman incluyen errores de impronta genómica, mutación delección o disomía uniparental del gen UBE3A. Su prevalencia en la población general es de 1:12.000, aunque secundariamente a un error de impronta sólo se encuentra 1 de cada 300.000 casos. Existen sin embargo 7 reportes en la literatura de niños con AS nacidos tras IVF o ICSI, y el 70% de esos casos tienen defectos de impronta como factor etiológico. Otros 7 casos se han encontrado en paciente con inducción de ovulación y/ inseminación artificial. [28]

4.2.8 Potencial de crecimiento

Si un niño no alcanza su potencial de crecimiento, sea por un medio físico periconcepcional adverso, el medio materno durante el embarazo o por procesos asociados con la IVF aún no conocidos que lleven a una restricción de crecimiento, se embarcará en una vida de enfermedades en la edad adulta, particularmente si ha tenido un rápido crecimiento compensatorio en la infancia. Esta es la hipótesis de los orígenes del desarrollo de la salud y la enfermedad, antiguamente conocida como la hipótesis Barker. Esta propuesta se basa en que la exposición a un medio adverso durante las etapas críticas del desarrollo llevarán a un cambio adaptativo, que puede resultar en consecuencias médicas en las etapas adultas de la vida, como el desarrollo de enfermedades metabólicas y cardiacas.

La restricción de crecimiento intrauterino (IUGR) observada en un porcentaje importante de IVF está asociada con las siguientes condiciones médicas en la edad adulta: pubarquia prematura, menarquia precoz, enfermedades renales, enfermedades cardiovasculares, síndrome metabólico, diabetes y consecuencias neurológicas.

Los patrones de crecimiento en gestaciones ICSI son muy similares a los IVF y NC a los 5-8 años. [23] Las últimas publicaciones confirman los resultados de los trabajos anteriores. La diferencia en cuanto al peso al nacer entre ICSI y concepción natural se debe parcialmente a la más alta incidencia de prematuridad en el grupo ICSI.

Uno de los estudios realizó medidas de composición corporal, medido con antropometría y absorbiometría por rayos X, en el estudio de niños IVF/ICSI contra un grupo control de niños concebidos espontáneamente. Los niños IVF/ICSI tienen un ratio de pliegue cutáneo tricipital menor y una mayor cantidad de pliegues periféricos, índice de masa periférica y porcentaje de grase corporal periférica comparada con los controles. [38]

4.2.9 Complicaciones a largo plazo

La salud a largo plazo de los niños ART es probablemente la pregunta más apremiante a día de hoy. Debido a que el individuo IVF de más edad está aún en la treintena, actualmente es desconocido si los niños ART tendrán un incremento de la incidencia de enfermedades relacionadas con la edad, como la hipertensión, síndrome metabólico o enfermedades cardiovasculares.

Pese al número en aumento de bebés nacidos en el mundo con tratamientos de IVF/ICSI, sólo existe una documentación adecuada sobre los resultados a corto plazo, pero los datos son más limitados sobre resultados a largo plazo y de desarrollo. Dados los conocidos resultados obstétricos y perinatales adversos y el aumento de anomalías congénitas en los niños nacidos como resultado de un tratamiento de IVF, además de la sospecha creciente del riesgo de trastornos de la impronta genética, es posible que pueda haber consecuencias para el niño como resultado de la forma de concepción que sólo sean identificables más allá del primer año de vida. De los estudios existentes, se observa que ninguno de los estudios disponibles es de gran tamaño, la mayoría usando una muestra <250 pacientes, y usando normalmente como grupo control a una población subfértil que no requiere ART. Todos los autores sugieren que existe una gran necesidad de datos a largo plazo.

La revisión de la literatura sugiere que potencialmente existe una evidencia creciente para aumentos de presión arterial, glucemia basal, aumento del índice de grasa corporal total, aumento de velocidad de crecimiento en la vida temprana, posiblemente un aumento de discapacidad visual y potencialmente un aumento en la incidencia de trastornos tiroideos. Sin embargo, es difícil determinar cuál es de estas potenciales asociaciones está relacionada con el tratamiento IFV por sí misma, o está relacionada con variables obstétricas adversas asociadas con tratamiento IVF o si están relacionadas con el origen genético de los niños. También existe evidencia de que no parece haber un aumento de riesgo de cáncer infantil, resistencia insulínica, aumento de prevalencia de asma y trastornos alérgicos, un avance en los estadios puberales o alteraciones e los patrones de crecimientos, en los niños nacidos como resultado de una ART.

Si nos centramos específicamente en la ICSI, en dos estudios que analizaron varias medidas cardiometabólicas se encontró pequeños pero significativos incrementos en la presión arterial y las concentraciones de glucemia en ayunas. Tanto la presión sistólica como diastólica fueron mayores en los niños ICSI (109+- 11 vs 105+-10mm). También se muestran mayores concentraciones de glucemia (5.0 +- 0.4 vs 4.8+-0.4 mmol/l) y tienen 2.5 veces más tendencia a estar en el cuartil más alto que los controles. Sin embargo, otros indicadores de insulin resistencia, como las concentraciones insulina en ayunas o las medidas de resistencia a la insulina fueron similares entre la ICSI y los niños naturalmente concebidos. No se encontraron diferencias en altura, peso e IMC en los niños. [2] Aunque un aumento de 3-4 mm sistólica y 1-2 mm diastólica puede parecer insignificante, no puede descartarse el impacto que puede tener en la salud pública.

Las enfermedades comunes y patologías crónicas ocurren en cantidad similar en ICSI y gestaciones espontáneas a los 5 y 8 años, aunque un reporte muestra un aumento de enfermedades infantiles significativos para ICSI/IVF. Los parámetros de visión y oídos son comparables. [23]

En cuanto al neurodesarrollo, los estudios sobre desarrollo cognitivo y motor han usado varias escalas de medición y no han encontrado diferencias entre ICSI, IVF y niños concebidos de forma natural. Una revisión sistemática del desarrollo neuromotor, cognitivo, lenguaje y comportamiento no encontró ningún riesgo aumentado de trastornos del neurodesarrollo después ART. Los niños IVF demostraron logros académicos normales y habilidad cognitiva normal en medidas como el nivel educacional, resultados escolares, ratios de aprendizaje, habilidad cognitiva general y desórdenes del desarrollo. Tampoco hay diferencias en el desarrollo cognitivo a los 5-8 años ni en la distribución del coeficiente intelectual. Sí que existe un incremento del riesgo de parálisis cerebral, aunque algunos reportes informan que sería secundario al incremento de prematuridad y partos múltiples asociados a ART, mientras que otros grupos concluyen un papel directo de las ART. [28]

Se ha investigado también una posible asociación entre trastornos del espectro autista y la concepción asistida, pero no se ha logrado aún obtener resultados concluyentes. Un amplio estudio poblacional danés no logró observar un mayor riesgo en niños nacidos después concepción asistida, después de ajustar variables como edad, paridad, multiplicidad y peso del recién nacido. [29]

Por último, otros parámetros estudiados que se ha constatado que son comparables entre los ICSI y la población general son los siguientes: enfermedad/intervención quirúrgica, desarrollo cognitivo/motor, crecimiento, altura, peso circunferencia craneal, índice de masa corporal, estadio puberal, examen genital, concentraciones de inhibina B, función de células de Sertoli, testosterona salivar. [18]

4.2.10 Incidencia de Cáncer

Otra de las variables a largo plazo estudiadas es la de incidencia de cáncer pediátrico. Los estudios más antiguos no logran observar un aumento del riesgo de cáncer, no obstante, algunos análisis más recientes encuentran un moderado aumento del riesgo para ciertos tipos de cáncer en niños concebido por IVF. En particular, Kallen identifica 53 casos de cáncer en niños IVF. Entre ellos se incluyeron 18 casos de cáncer hematológico, 17 de tumores del sistema nervioso central y 12 de otros tumores sólidos. Reseñar también que se publicó un caso de un niño nacido con tratamiento ICSI que sufrió de un neuroblastoma y de una delección que afectaba a la región 8q, lo que es inusual e esta enfermedad. [28] Debido a la cantidad de factores de confusión, no está claro si el aumento del riesgo es legitimado. Son necesario más estudios para determinar cualquier potencial efecto carcinogénico en los niños nacidos ART.

4.2.11 Otros síndromes infrecuentes

Una última asociación que es difícil de estudiar debido a su muy baja prevalencia es la de los procedimientos IVF/ICSI con una serie de síndromes infrecuentes. Actualmente sólo disponemos de datos de casos aislados en la literatura internacional, que no permiten un estudio pormenorizado del incremento del riesgo de su incidencia.

Destacaremos la publicación de 3 casos en la literatura asociados con IVF/ICSI del Síndrome de Goldenhar, 1 caso de Síndrome de Rubinstein, y la asociación con el espectro óculo-aurículo-vertebral (OAVS) o el complejo DOOR, que incluye sordera, onicodistrofia y retraso mental. [38]

También se han reportado casos de alteraciones en el cordón umbilical, con inserciones marginales, inserciones velamentosas o presencias de arteria umbilical única. En estos casos se observa una proporción con la invasividad de la técnica reproductiva, aunque aún son necesarios más estudios para corroborarlo. [39]

4.2.12 Complicaciones psicológicas

Otro de los factores que se ha estudiado en las ART es el impacto psicológico que pueden tener tanto en los niños como en sus familias. [40] Los factores psicógenos pueden afectar a las relaciones de los progenitores con el niño y a la propia estabilidad de la pareja.

La pareja subfértil que acude en busca de asistencia reproductiva suele enfrentarse a una infertilidad de larga evolución. Ello suele provocar un cuadro de indiferencia hacia la sexualidad, así como autocrítica, sentimientos de culpa hacia su propia infertilidad y baja autoestima.

Las reacciones comunes durante el proceso de IVF incluyen la ansiedad y la depresión de forma habitual. En el caso de que el procedimiento no tenga éxito el repertorio de síntomas abarca la tristeza, depresión e incluso ira. En el caso de que el procedimiento sea exitoso, las reacciones pueden llegar a ser negativas debido a un aumento del estrés durante el embarazo, mayor que en las parejas fértiles.

En cuanto a la estabilidad de la pareja, los resultados son contradictorios en la literatura. Parece que los procedimientos ART exitosos no afectan a la relación de pareja y no suele constituir un riesgo para la estabilidad marital. El estrés compartido de la infertilidad puede incluso ayudar en algunos casos a reforzar la relación marital. Otras investigaciones, en cambio, asocian la infertilidad y el tratamiento ART con un impacto negativo sobre la salud psicológica de ambos progenitores, principalmente de la mujer, y a la calidad de la relación marital. [40, 41]

Después del parto los síntomas depresivos en la madre pueden persistir, o incluso puede ocurrir el rechazo de un niño nacido como resultado de donaciones de óvulos o espermatozoides, afectando a su desarrollo.

En cuanto al comportamiento parental, se caracteriza habitualmente por una sobreprotección del niño. Es remarcable que los padres de niños obtenidos con tratamiento ICSI tiendan a considerar la salud de sus hijos menos positiva en comparación con los de tratamientos IVF o por concepción natural. Las respuestas más conservadoras dadas en los cuestionarios de esta materia podrían reflejar un mayor grado de preocupación o más probablemente una aproximación más sobria como consecuencia de una historia de infertilidad. Es destacable que si los padres de hijos por tratamiento ICSI buscan mayores cuidados médicos por la preocupación que tienen, el hecho de que tuviesen un mismo nivel de salud que los niños IVF o por concepción natural, como habitualmente dicen los estudios, podría indicar que realmente tienen un mejor estado de salud.

Sobre el desarrollo psicológico del niño, los estudios de los que se dispone arrojan datos contradictorios. Estadísticamente, no se ha logrado obtener diferencias significativas sobre el desarrollo funcional y psicosocial, comparados con los niños concebidos espontáneamente.

4.2.13 Complicaciones de carácter económico: Gasto sanitario

Varios grupos han investigado el uso de recursos sanitarios que requieren los niños nacidos por IVF en comparación con los niños nacidos por concepción natural. La conclusión general es que en el periodo neonatal y en las primeras etapas de la infancia los niños IVF requieren de más cuidados médicos. Recordemos el dato de que en 2001 en EEUU, los costes por EPTB y LBW supusieron 5.8 billones de dólares, lo que representó el 47% de todos los costes por hospitalizaciones infantiles. [22]

Los principales factores que hacen que aumente el gasto sanitario en las IVF parecen ser la gemelaridad y embarazo múltiple, la prematuridad, los factores de infertilidad y una mayor preocupación y búsqueda de ayuda por parte de los padres. No parece haber un mayor sobrecoste por los procedimientos IVF en sí mismo.

En cuanto a la ICSI e IVF, la única variable en la que se ha encontrado diferencias estadísticamente significativas es una tasa dos veces más alta de necesidad de terapia física en los niños IVF. [23]

4.3 MANEJO ACTUAL DE LAS COMPLICACIONES DE LA IVF/ICSI

Hemos ido viendo las distintas complicaciones que afectan a los procedimientos IVF/ICSI y las consecuencias que tienen para los niños, sus familias y en muchos casos para la sanidad y sociedad pública.

Para evitarlos, se están utilizando distintas estrategias, dependiendo de la cada complicación, de su evitabilidad y del estado actual de la investigación biomédica. Algunas, como la reducción electiva/selectiva, pueden ser éticamente dudosas. Otras, como la ESET, tienen un efecto beneficioso demostrado y es fácilmente aplicable, pero se enfrenta con el rechazo de muchas parejas infértiles por su menor tasa de embarazo.

Pasamos a reseñarlas una por una.

4.3.1 Transferencia electiva de embrión único (ESET)

Como hemos podido observando a lo largo del trabajo, la principal complicación de los procedimientos IVF/ICSI es la gestación múltiple [4-12, 15, 18-24, 30, 32, 35, 39]. El objetivo primario en el campo de la fertilidad es la reducción de los embarazos múltiples. Por fortuna, el riesgo de gestación puede ser manejado limitando el número de embriones transferidos, mediante el concepto de Transferencia electiva de un solo embrión (ESET).

La ventaja de la transferencia de un solo embrión es obvia. Con una tasa de embarazos aceptable, la tasa de embarazo múltiple puede ser disminuida al mismo nivel que al de las concepciones espontáneas. Los estudios sugieren que la tasa de PTB y LBW ha declinado debido a una reducción en el número de embriones transferidos en el útero. Por ejemplo, la transferencia de 4 o más embriones ha decrecido desde el 34% en 2000 al 12% en 2009. En una nota relacionada, desde 2000 el porcentaje de nacimientos de gestaciones múltiples ha decrecido un 14%. [32]

Aún falta para que se siga adoptando la práctica de la transferencia de un solo embrión. En muchos países, la transferencia de un solo embrión en mujeres jóvenes no es aún la norma. Se estima, por ejemplo, que en 2001 en el 37% de las ART en Estados Unidos se detectaron más de un corazón fetal en un examen ecográfico precoz. [2] De hecho, se cree que la incidencia de gemelaridad monocoriónica se incrementa de un 1 a un 5% en las reproducciones asistidas, particularmente en los procedimientos de hatching asistido y transferencias de blastocitos. La situación se complica aún más con vistas al análisis de datos por el hecho de que el 10-20% de los sacos gestacionales gemelares se resolverán espontáneamente en una gestación única.

Afortunadamente, estas prácticas están bajando hasta alcanzar ratios como por ejemplo en Australia y Nueva Zelanda, con una tasa de parto gemelar en ART del 8 %.[5] Los números de Escandinavia han mostrado que la rutina ESET no lidera un descenso en la tasa acumulativa de embarazos, mientras que el riesgo de embarazos múltiples prácticamente se ha igualado. Antes de 2002, sólo 1% de las transferencias en Estados Unidos eran ESET electivas. Sin embargo, de acuerdo a las nuevas guías clínicas de las Sociedades científicas, se ha observado una tendencia de uso de SET en los últimos años en mujeres de <35 años. Los ratios de ESET en Estados Unidos han subido de forma continuada un 1-2% por año desde 2002, y en 2009 ESET entre las pacientes <35 años constituía un 10% de todas las transferencias embrionarias.

Las mujeres de <35 años, no obstante, suponen menos de la mitad de todos los ciclos de ART, y la tasa de ESET entre las mujeres mayores de ese umbral de edad debe ser menor. Por tanto, una estimación más realista de la ESET en EEUU podría ser del 5%. [42]

El debate sobre si las tasas de embarazo con un solo embrión son las mismas que con una transferencia doble de embriones no se ha cerrado porque los datos son conflictivos. La tasa media de implantación para un embrión de 2 días es del 12%.[21] Esto depende sobre todo de la edad de la mujer y de la morfología embriónica, pero también de otros factores. La tasa de embarazos clínicos, no obstante, aumenta con el número de embriones transferidos.

Con respecto a la cuestión de las tasas de embarazo frente a los riesgos de un embarazo múltiple, un estudio sueco decidió comparar ambos factores en mujeres con tratamiento IVF/ICSI que habían tenido un embarazo gemelar en comparación con las que habían tenido dos gestaciones únicas seguidas. El principal hallazgo de dicho estudio es que los resultados adversos (variable como bajo peso y muy bajo peso al nacer, gran prematuro, prematuro extremo, pequeño para la edad gestacional) están dramáticamente incrementado, con una Odds Ratio que va desde 4 a 16. [43] Además, estos riesgos fueron estimados por niño, es decir, que cada gemelo tenía estos riesgos incrementados en comparación con cada niño de gestación única. Más importante, los ratios incrementados ya comentados de complicaciones perinatales vienen seguidos de aumentos en los ratios de morbilidad infantil, lo que desembocaba en tasas mayores de complicaciones respiratorias, sepsis e ictericia. Las complicaciones maternas fueron más difíciles de comparar en un estudio de estas características. La rotura prematura de membranas y la tasa de cesárea fueron más frecuentes en las mujeres con embarazos gemelares, aunque una gran parte de las madres con gestaciones únicas tuvieron cesáreas en ambos embarazos. Las conclusiones de este estudio es que los resultados maternos y neonatales fueron dramáticamente mejores en las mujeres que tuvieron dos gestaciones únicas IVF en comparación con aquellas que tuvieron una gestación gemelar IVF, y que el uso de la ESET bajaba el riesgo asociado con embarazos gemelares sin un aumento sustancial del número de ciclos necesarios para lograr descendencia.

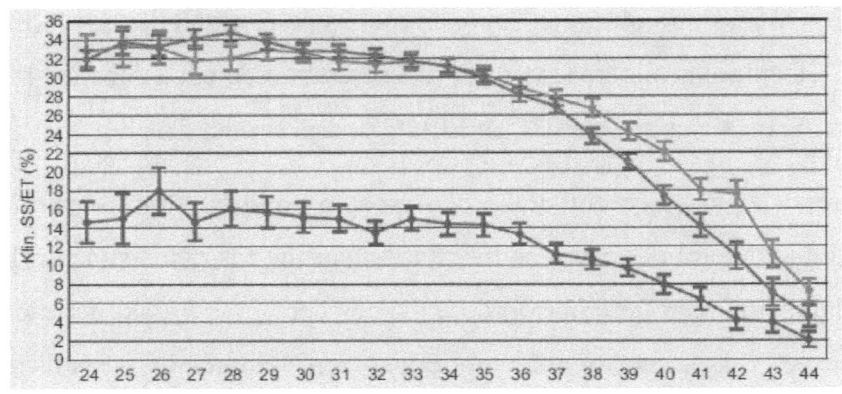

Figure 1 Clinical pregnancies by number of transferred embryos and the age of the woman after IVF and ICSI.
Blue, one transferred embryo; red, two transferred embryos; green, three transferred embryos. Data from the German IVF Registry 2007

El concepto de ESET para IVF ha reducido el riesgo de complicaciones tanto maternas como neonatales al bajar el número de gestaciones múltiples. Aunque los datos que apoyan esta técnica son abrumadores, existe todavía un debate sobre el caso en el que un embarazo gemelar es un resultado deseable en la IVF. Se ha criticado que el riesgo asociado a los gemelos IVF ha sido dramáticamente exagerado y que los padres deberían ser tranquilizados respecto a la posibilidad de un embarazo gemelar. Basándose en cálculos teóricos y particularmente en padres que quieren más de un hijo, muchos trabajos sostienen que los embarazos gemelares deben ser vistos como un resultado favorable y debe animárseles a ello.

En la misma línea de crítica a la ESET, existen miedos sobre una disminución de embarazos y partos. De ahí que la implantación del concepto ESET no se haya extendido en mayor proporción a todos los sistemas sanitarios. Los principales reticentes a la ESET son los países con sistema de sanidad privada y/o seguros privados, incluyendo EEUU (en el que sólo el 10% de las transferencias en mujeres menores de 35 años son por ESET, aunque dicho porcentaje va aumentado a un ritmo del 1% anual) y en muchos casos las propias pacientes. Las actitudes con respecto a los embarazos múltiples y las complicaciones obstétricas y neonatales difieren entre mujeres fértiles y subfértiles. De hecho, las mujeres subfértiles consideran el embarazo múltiple y los riesgos asociados mucho más aceptables que las mujeres fértiles. En un estudio danés de madres de niños 3-4 años IVF/ICSI, la aceptación del ESET fue expresada por sólo un 20%. Otro 25% podía ser convencido del SET, si se les ofrecían más de los tres ciclos IVF subvencionados de forma habitual por el Estado. Los factores predictivos de estar de acuerdo con el SET fueron la corta duración de la infertilidad y que el dato de que un parto de un niño con un peso de menos de 1500gr podía llevar a un potencialmente mayor riesgo de morbilidad. En parejas bien conocedoras de los ratios de embarazo ESET y los potenciales riesgos asociados durante el embarazo, con información adicional y debates cara a acara, no se lograba cambiar sus actitudes hacia SET. [44]

Otro estudio mostró que las mujeres son menos opuestas al riesgo que sus parejas y una proporción considerable de parejas no se ponen de acuerdo en sus preferencias sobre una gestación gemelar. [45] Consistentemente, los reportes mencionados hacen notar que las mujeres subfértiles miran favorablemente la concepción de gemelos, demostrando que la mayoría de las mujeres subfértiles parecen aceptar los riesgos eventuales junto con la tensión social y física que les acompaña. Sin embargo, también se ha demostrado que cuando se les ilustra con las probabilidades actuales de complicaciones perinatales específicas del parto gemelar, las mujeres son menos favorables a tener una gestación gemelar.

Aun así, las cifras y las tendencias muestran que la ESET es un modelo que va ganando popularidad con el paso del tiempo y a medida que aumentan las tasas de embarazo gracias a las distintas mejoras (Vitrificación, IVM, transferencia de Blastocistos) se van incrementando los porcentajes estatales de implantación. De esta forma, una reducción en la alta tasa de embarazos múltiples después de VIF hará decrecer marcadamente los riesgos médicos, pero algunos problemas como los defectos congénitos, permanecerán.

4.3.2 Reducción selectiva/electiva

A la vista de las altas tasas generales de morbilidad y mortalidad en las gestaciones múltiples, una de las opciones intervencionistas que pueden realizarse para mejorar los pronósticos obstétricos y perinatales es el procedimiento conocido como reducción [21, 44]. En él se procede a la eliminación deliberada de uno o varios fetos en un embarazo múltiple. Dependiendo del motivo, clasificaremos a la reducción como selectiva si es debido a una anormalidad detectada en un feto y que pueda poner en riesgo la vida del otro feto, o bien como electiva cuando las razones de la reducción no obedecen a razones médicas per se, sino a riesgos teóricos o a motivos no médicos. En la tabla inferior podemos observar las diferencias de riesgos estadísticos teóricos en las gestaciones según el número de fetos, y los riesgos con los distintos grados de reducción electiva. Con la reducción se consigue mantener una tasa Baby-take home similar (probabilidad de llevarse a casa al menos un hijo sano) y se consiguen mejores resultados obstétricos. [44]

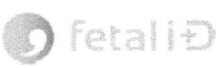 fetal i-D

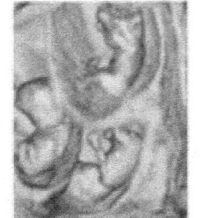

La reducción electiva resulta en una supervivencia similar (embarazos con al menos un feto vivo) y (probablemente) mejores resultados

	Pérdida (>24 sg)	Parto (<32 sg)	EG en parto (sg)	Tasa "Baby take-home"
Gestación				
Triple	4%	25%	33.5	93%
Gemelar BC	2%	10%	36	96%
Única	<1%	<1%	40	98%
Triples reducidos				
3 to 2	6%	10%	36	90%
3 to 1	8%	2%	38	90%

CLÍNIC

Técnicamente la determinación de la corionicidad es crucial antes de realizar una reducción. Esto se debe a que las técnicas convencionales de aborto directo se basan en una inyección de una solución de cloruro potásico en el corazón del feto, lo que causará una parada cardiaca y su muerte. En el caso de los gemelos monocoriales, cualquier sustancia que se aplique en el feto A se pasará por la placenta al feto B. Por tanto las opciones potenciales en el caso de monocorionicidad incluyen la ligadura de cordón, la coagulación del cordón o la oclusión del cordón por láser. Basándose en la literatura existente, la reducción de un feto en una gestación DC realizada por un ginecólogo experto parece ser segura y efectiva, con un ratio de pérdida del embarazo. Sin embargo, los beneficios esperados de la reducción deben ser siempre valorados con el riesgo potencial del proceso que afecte al gemelo sano.

4.3.3 Diagnóstico genético preimplantacional (PGD)

Como hemos ido viendo, la mayoría de defectos congénitos que se producen en las ART, ya sean debidos a la infertilidad subyacente, al procedimiento en sí, etc., tienen su origen en alteraciones genéticas y cromosómicas detectables mediante estudio genético. El diagnóstico genético preimplantacional (PGD) es una técnica diagnóstica invasiva que permite realizar dicho estudio.

Mediante una toma de biopsia del óvulo o embrión se puede realizar un análisis genético en busca de posibles alteraciones o anomalías cromosómicas. La toma de biopsia puede realizarse en el corpúsculo polar del óvulo, o en el embrión mediante la aspiración de un blastómero o de una muestra de la masa celular interna. Las técnicas de análisis genético suelen incluir la FISH y la PCR.

Podemos distinguir dos modalidades de diagnóstico. El PGD en sí mismo, que consiste en el diagnóstico del genotipo del embrión con respecto a la presencia o no del alelo causante de una enfermedad o de la alteración cromosómica que llevan los progenitores; y el Screening Preimplantacional (PGS), que consiste en la selección de los embriones cromosómicamente normales de una cohorte en la que se sospecha que esté elevada por encima de lo normal la proporción de embriones cromosómicamente anormales, como es el caso de la ICSI.

Como la PGD selecciona a los embriones con ausencia de anomalías cromosómicas, que se consideran causante de una baja tasa de embarazo en mujeres de edad avanzada, se espera que la tasa de embarazos y la posibilidad de alcanzar un niño sano se vea aumentada.

No obstante, dado que la PGD es un estudio invasivo, se teme que pueda incrementar el número de anomalías morfológicas e los niños. No obstante, los distintos estudios observacionales no han encontrado diferencias en las tasas de malformaciones morfológicas ni en su condición médica general en niños nacidos después del PGD comparado con niños en los que no se ha realizado dicho estudio. [46]

4.3.4 Avances y mejoras en la técnica IVF/ICSI

Selección de ovocitos

Dentro de la IVF, la selección de ovocitos es una parte importante del proceso para lograr aquellos más aptos y de más calidad y evitar aquellos que puedan incorporar material genético alterado. Recordemos que la estimulación ovárica es por sí misma un factor de riesgo de defectos congénitos y anomalías cromosómicas. Esto se debe a que el exceso de gonadotropinas posibilita el rescate de folículos no dominantes en la atresia, que pueden derivar en ovocitos incompetentes o en pobres resultados obstétricos. Uno de los estudios comparó los tratamientos IVF en los que se utilizó la inducción ovárica frente a aquellos que utilizaron una foliculogenesis natural, lo que resultó en mayores pesos al nacer de los niños. [10]

Para ello, es necesario el uso de criterios estandarizados para clasificar la morfología ovocitaria y así asegurar la selección de ovocitos con las mayores posibilidades de embarazo. Se desarrolló en la Conferencia de Estambul en 2011 un consenso para definir los criterios mínimos para la medición de embriones y ovocitos. Según los mismos, se define un ovocito en metafase-II de buena calidad como aquellos de forma esférica, con un citoplasma translucente, con granulado fino homogéneo y sin inclusiones, con un cuerpo polar redondo y ovoide con una superficie lisa, con un espacio perivitelino de tamaño normal y con una zona pelúcida decolorada de forma regular. Sin embargo, sólo un tercio de todos los ovocitos cumple estas características ideales.

Desviaciones citoplasmáticas severas como un citoplasma granular localizado centralmente o la presencia de vacuolas citoplásmicas translucentes parecen indicar defectos genéticos, epigenéticos o metabólicos que pueden desembocar a un embrión morfológicamente y/o genéticamente anormal. Por ejemplo, la presencia de un área granulada grande, oscura, esponjosa en el citoplasma ha sido implicada en un descenso de la supervivencia en el desarrollo in vitro después de la criopreservación. En otro trabajo se observó entre embriones cuyos ovocitos tenían un citoplasma granular localizado centralmente, una tasa alta de aneuploidías (52.2%), bajas tasas de implantación y baja tasa de embarazo evolutivos. [47]

Otra desviación del patrón ideal ovocitario serían los ovocitos gigantes (aproximadamente dos veces el volumen citoplásmico de los ovocitos regulares). Los embriones que provienen de ovocitos gigantes eran excluidos inicialmente como una posible fuente de triploidía. Los ovocitos gigantes se han asociado con una escisión anormal en la cohorte de embriones, pero no con una simetría anormal, o tasa diferente de implantación o embarazo. No parecen reflejar la calidad de los ovocitos remanentes en el ovario. Se requieren estudios adicionales para confirmar una correlación directa entre la presencia de un ovocito gigante y el riesgo incrementado de anomalías cromosómicas.

Trasnferencia en estado de Blastocisto

Otra de las mejoras en el proceso de la IVF surgió en 1995 con la transferencia del primer embrión en estadio de blastocisto.

En la concepción natural, el embrión inicial se desarrolla en la trompa de Falopio durante 3 días, entrando en la cavidad uterina después de la compactación celular. Es entonces cuando ocurre la implantación, entre 5 y 7 días después de la fertilización. Tradicionalmente en el tratamiento IVF, el embrión es transferido al útero durante el estadio escisional (2-3 días después de la recogida ovocitaria). La mejora en el conocimiento y entendimiento de las condiciones de cultivo in vitro ha llevado al desarrollo de un medio de cultivo específico o secuencial, haciendo posible el cultivo del embrión hasta el estadio blastocitario (día 5-6 después de la recogida ovocitaria)

Prolongar el cultivo embrionario hasta la fase blastocitaria tiene una serie de ventajas teóricas. Es más fisiológico e imita más de cerca lo que ocurre en la concepción natural; el potencial de implantación de cada embrión se ve aumentado, ya que sólo los embriones más viables sobrevivirán hasta convertirse en blastocistos; permite la selección del embrión de más calidad, especialmente cuando se realiza la transferencia de uno solo (modalidad ESET). Finalmente, existe una posibilidad menor de que el embrión en fase blastocitaria sea expulsado de la cavidad endometrial debido a una menor pulsatibilidad uterina, lo que disminuye las posibilidades de baja tasa de implantación o de gestación ectópica.

La estrategia del cultivo blastocitario ha ido ganando popularidad a medida que la transferencia de un solo embrión ha hecho de la selección embrionaria una prioridad. Una revisión sistemática ha mostrado que la tasa de parto vivo por ciclo iniciado se incrementa después de la transferencia de embrión en fase blastocitaria cuando se compara con la transferencia en fase escisional. La extensión del cultivo blastocitario se pensó tanto para satisfacer las demandas de seguridad debidas a embarazos múltiples y las complicaciones asociadas como por su eficacia con una tasa de embarazo por ciclo más alta.

Maduración in vitro (IVM)

La maduración in vitro (IVM) es un procedimiento novedoso surgido hace unos años como una alternativa a la estimulación ovárica de la IVF convencional, y con el objetivo de evitar el Síndrome de Hiperestimulación Ovárica, que puede alcanzar un porcentaje de hasta el 10% de los tratamientos IVF y de hasta un 0.2% de los tratamientos IVF con un grado de severidad III, que incluye náuseas, vómitos, dolor abdominal o ascitis.

En el proceso de estimulación ovárica incluido dentro del protocolo de la IVF convencional, se administran dosis suprafisiológicas de gonadotropinas exógenas para inducir el crecimiento multifolicular. Se acepta que en general el número de ovocitos maduros recuperados supondrá el número de embriones disponibles para la transferencia lo que se correlacionaría con la efectividad del éxito del tratamiento. Sin embargo los efectos secundarios de la hiperestimulación, a corto y posiblemente a largo plazo, continúan levantando preocupaciones.

Fue el propio Robert Edwards, el pionero de la IVF, quien planteó la recuperación de ovocitos inmaduros seguidos por su maduración en medios de cultivo hasta llegar al estadio de metafase-II como una alternativa para las mujeres con fertilidad conservada (Por ejemplo, en parejas donde el componente de infertilidad sea masculino).

El proceso de IVM va ganando popularidad dentro de la ART como una alternativa a la IVF convencional. No obstante, aún se está investigando los efectos que tiene dicho procedimiento en otras complicaciones propias de las ART como son las anomalías cromosómicas y los defectos congénitos.

Criopreservación de embriones

La criopreservación es usada en la IVF/ICSI por varias razones: para salvaguardar los embriones sobrantes, para reducir el número de embriones transferidos (y reducir la ratio de gestación múltiple); retraso de transferencia embrionaria y preservar la fertilidad en pacientes con cáncer. Los ovocitos y los embriones son criopreservados usando un proceso de congelación lento o un proceso más rápido de vitrificación. La vitrificación requiere altas concentraciones de crioprotectores y resulta en una célula sólida, similar al cristal, libre de cristales de hielo.

La opción del congelamiento y almacenamiento de embriones apoya la estrategia de reemplazar la transferencia de varios embriones frescos a la vez, de forma que aumenta la tasa de embarazo acumulado y reduce el riesgo bien conocido de complicaciones relacionadas con la gestación múltiple. Las mujeres que pueden beneficiarse de la criopreservación son principalmente aquellas con buena respuesta ovárica a la estimulación ovárica controlada resultando en varios embriones de buena calidad. Consecuentemente, la criopreservación implica una selección positiva tanto de mujeres como de embriones. Otra diferencia importante entre los embriones frescos y los congelados es que los embriones descongelados se pueden transferir en un ciclo natural o en un ciclo artificial sin estimular usando sólo corticoides orales. Ello puede influir en la receptividad endometrial, la implantación precoz y el desarrollo placentario. Se ha especulado que los embarazos con embriones congelados pueden proveer un medio optimizado para el desarrollo precoz del embrión, ya que la mayoría de estos embriones son transferidos en ciclos naturales o en ciclos artificiales con ayuda de progesterona y estradiol. Sin embargo, los resultados favorables de tasas de embarazo contrastan con el alto riesgo de pérdida temprana del embarazo observado en algunos estudios. Esto puede deberse, no obstante, al daño de embrión, lo que lleve a la no viabilidad, mientras que para los embriones que sí lo son, la implantación temprana y la placentación en ciclos naturales puede suponer una ayuda.

La tasa de gestación después de la transferencia de embriones congelados-descongelados depende del programa de congelación empleado, la calidad del embrión congelado y la tasa de supervivencia después del descongelamiento. Las tasas de embarazo y parto por transferencia de uno o más embriones descongelados son del 25-30% y del 15-20% respectivamente. [48]

Los daños durante la criopreservación pueden ser el resultado de factores biológicos inherentes (por ejemplo gran tamaño, forma esférica, depolimeración del huso meiótico) o mecanismos externos de daño (por ejemplo toxicidad, formación de hielo, daño osmótico). A pesar de ello, las células humanas tienen una habilidad considerable para reparar daños y los protocolos se han mejorado para minimizar los daños por criopreservación.

Sobre resultados perinatales, el estudio belga de Belva muestra que los resultados en pacientes ICSI son similares a los de la IVF, excepto por una tasa mayor de malformaciones en los ICSI con embriones congelados. [49] Una vez que el primer trimestre ha pasado con su riesgo de pérdida de embarazo inherente, la criopreservación no afecta adversamente los resultados neonatales en términos de peso medio, riesgo de muy bajo eso o riesgo de prematuridad en gestaciones únicas comparadas con gestaciones únicas de embriones frescos. En un estudio sueco basado en la morbilidad después de la utilización de diferentes procedimientos IVF, las tasas de complicaciones adversas en forma de parto pretérmino y bajo peso al nacer fueron significativamente más favorables para las gestaciones únicas nacidas de IVF con embriones congelados comparados con las IVF con embriones frescos. En la misma línea de estos resultados, un reciente estudio australiano que exploraba los factores que influían en el peso al nacer obtuvo resultados similares. En el estudio danés de Pinborg, las gestaciones únicas logradas con embriones congelados tenían de media 200gr de peso más al nacer y una media de 2 días más de edad gestacional en comparación con los niños nacidos con transferencia de embriones frescos. [25] Sin embargo, los niños nacidos con embriones congelados tuvieron un riesgo ajustado significativamente más alto de gran prematuridad y de admisión en UCI neonatal en comparación con los niños no ART. Otro estudio observacional refiere de la criopreservación un riesgo menor de mortalidad perinatal, niños pequeños para la edad gestacional, partos prematuros, niños de bajo peso y hemorragia anteparto, comparado con aquellas gestaciones con embriones frescos. Sin embargo, el riesgo de nacer por cesárea fue más bajo en las gestaciones con embriones frescos.

En cuanto a los riesgos de defectos congénitos después de la transferencia de embriones criopreservados los resultados son favorables, en comparación con la transferencia de embriones frescos. Se ha observado un aumento de anomalías cromosómicas de novo en niños ICSI con embriones congelados comparados con ICSI con embriones frescos. Es posible que sólo los embriones más robustos sobrevivan al proceso de selección inicial, siendo liderados por el embrión de mayor calidad que es el congelado, o que el efecto físico del congelado y descongelado en sí mismo pueda servir de selección contra embriones más débiles. Otro estudio, en cambio, refiere que se encontraron más malformaciones en los niños ICSI con embriones congelados en comparación con los niños IVF congelados y en comparación con la cohorte de referencia que usaba embriones frescos. Este nuevo hallazgo de frecuencia aumentada de defectos congénitos después de la combinación de criopreservación e ICSI requiere estudios posteriores.

5. CONCLUSIONES

Tras haber examinado los resultados obtenidos, podemos extraer las siguientes conclusiones:

Respecto a nuestro objetivo primario, podemos afirmar sin lugar a dudas que existe una mayor tasa de complicaciones de los niños nacidos mediante procedimientos IVF/ICSI en comparación con los niños nacidos mediande concepción espontánea. La literatura internacional es consistente en cuanto a que las técnicas IVF/ICSI aumentan las complicaciones en la mayoría de las categorías estudiadas.

Respecto a las diferencias entre IVF/ICSI, la evidencia no es unánime, pero numerosos estudios afirman que las complicaciones de la técnica ICSI son mayores que las complicaciones de la técnica IVF. Es destacable, respecto a la complicación de defectos congénitos, la especificidad de los defectos de tipo urogenital asociados a la ICSI, particularmente la hipospadias.

Respecto a las diferencias entre IVF/ICSI y otras técnicas, hemos observado que existe más riesgo en la IVF convencional y la ICSI en comparación a la concepción natural, inducción ovárica, maduración in vitro (IVM). También que existe menos riesgo en la IVF convecional y la ICSI en comparación con las técnicas TPT. Por último, que las mejoras de las técnicas IVF y la ICSI, incluyendo la criopreservación y la transferencia en estado blastocisto, tienen menos complicaciones en comparación con las técnicas originales.

Respecto a los tipos de complicaciones, las causas y las incidencias, hemos visto que la incidencia de complicaciones la IVF y la ICSI es mayor que en la concepción natural en las categorías: obstétricas, perinatales, gestación ectópica, gestación múltiple, defectos congénitos, trastornos de la impronta genómica, potencial de crecimiento, otros síndromes infrecuentes, complicaciones psicológicas y gasto sanitario. No existe evidencia clara de que haya más incidencia de complicaciones a largo plazo y de cáncer.

Sobre las causas de estas complicaciones, existe evidencia de que parte del problema está asociado a la técnica en sí misma, pero existe también un factor causal importante en la infertilidad subyacente de la pareja. De todas maneras, salvo en algunas complicaciones en las que la causalidad está bien documentada (por ejemplo, transferencia dual de embriones [DET] y gestación múltiple), se desconoce la relación causa efecto de la mayoría de las complicaciones.

6. REFERENCIAS

1. Bahtiyar M. "Is the Rate of Congenital Heart Defects Detected by Fetal Echocardiography Among Pregnancies Conceived by In Vitro Fertilization Really Increased?" Journal of Ultrasound in Medicine 29, (2010), 917-922

2. Hart R. "The longer-term health outcomes for children born as a result of IVF treatment: Part I-General health outcomes" Human Reproduction Update 3 (2013), 232-243

3. Hansen M. "Assisted Reproductive Technology and Major Birth Defects in Western Australia". Obstetrics & Gynecology 4, (2012), 852-863

4. Van Heesch, M. "A comparison of perinatal outcomes in singletons and multiples born after in vitro fertilization or intracytoplasmic sperm injection stratified for neonatal risk criteria" Acta Obstetricia et Gynecologica Scandinavica 93, (2014), 277-286

5. Barnhart K. "Assisted reproductive technologies and perinatal morbidity: interrogating the association" Fertility and Sterility, (2013), 299-302

6. Fauser B. "Health outcomes of children born After IVF/ICSI: a Review of current expert opinion and literature." Reproductive Biomedicine Online 28, (2014), 162-182

7. Davies M. "Reproductive Technologies and the Risk of Birth Defects" The New England Journal of Medicine 19, (2012), 1803-1813

8. Pandey S. "Obstetric and perinatal outcomes in singleton pregnancies resulting from IVF/ICSI: a systematic Review and meta-analysis" Human Reproduction Update 5, (2012), 485-503

9. Chanton-Bastaraud S. "Underlying karyotype Abnormalities in IVF/ICSI patients". Reproductive biomedicine online16, (2008), 514-522

10. Feuer S. "ART and health: clinical outcomes and insights on molecular mechanisms from rodent studies" Molecular human reproduction 4, (2013), 189-204

11. Bingol B. "Comparison of chromosomal abnormality rates in ICSI for non-male factor and spontaneous conception" Journal of Assisted Reproduction and Genetics 29, (2012), 25-30

12. Rimm A. "A Meta-Analysis of Controlled Studies Comparing Major Malformation Rates in IVF and ICSI Infantes with Naturally Conceived Children" Journal of Assisted Reproduction and Genetics 12, (2005), 437-443

13. El-Chaar D. "Risk of birth defects increased in pregnancies conceived by Assisted human reproduction". Fertility and Sterility 5, (2009), 1557-1561

14. Kurinczuk J. "Rare chromosomal, genetic, and epigenetic-related risks associated with infertility treatment". Seminars in Fetal & Neonatal Medicine 19, (2004), 250-253

15. Ricciarelli E. "Impact of Assisted reproduction treatments on Spanish newborns: report of 14.119 pregnancies" Journal of Assisted Reproduction and Genetics 30, (2013), 897-905

16. Rimm A. "A meta-analysis of the impact of IVF and ICSI on major malformations after adjusting for the effect of subfertility" Journal of Assisted Reproduction and Genetics 28, (2011), 699-705

17. Fedder J. "Neonatal outcome and congenital malformations in children born After ICSI with testicular or epididymal sperm: a controlled National Cohort study" Human Reproduction 1, (2013), 230-240

18. Setti P. "Comparative analysis of fetal and neonatal outcomes of pregnancies from fresh and cryopreserved/thawed oocytes in the same group of patients" Fertility and Sterility 2, (2013), 396-401

19. Yan J. "Birth defects after assisted reproductive technologies in China: analysis of 15,405 offspring in seven centers (2004 to 2008)" Fertility and Sterility 1, (2011), 458-460

20. Reefhuis J. "Assisted reproductive technology and major structural birth defects in the United States" Human Reproduction 2, (2009), 360-366

21. Fujii M. "Perinatal risk in singleton pregnancies After in vitro fertilization". Fertility and Sterility 6, (2010), 2113-2117

22. Nygren KG. "Population-based Swedish studies of outcomes After in vitro fertilization". Acta obstetricia et Gynecologica 86, (2007), 774-782

23. Knoester M. "Perinatal outcome, health, growth, and medical care utilization of 5- to 8-year-old intracytoplasmic sperm injection singletons" Fertility and Sterility 5, (2008), 1133-1146

24. Wisborg K. "In vitro fertilization and preterm delivery, low birth weight, and admission to the neonatal intensive care unit: a prospective follow-up study". Fertility and Sterility 6, (2010), 2102-2106

25. Pinborg A. "Infant outcome of 957 singletons born After frozen embryo replacement: The Danish National Cohort Study 1995-2006". Fertility and Sterility 4, (2010), 1320-1327

26. Wen J. "Birth defects in children conceived by in vitro fertilization and intracytoplasmic sperm injection: a meta-analysis" Fertility and Sterility 6, (2012), 1331-1338

27. Allen C. "Assisted reproduction technology and defects of genomic imprinting" British Journal of Obstetrics and Gynaecology 112, (2005), 1589-1594

28. Olson C. "In vitro fertilization is associated with an increase in major birth defects" Fertility and Sterility 5, (2005), 1308-1315

29. Yang H. "Obstetric and Perinatal outcomes of dichorionic twin pregnancies according to methods of conception: spontaneous versus in-vitro fertilization" Twin Research and Human Genetics 1, (2011), 98-103

30. Hansen M. "Assisted reproductive technology and birth defects: a systematic Review and meta-analysis" Human Reproduction Update 4, (2013), 330-353

31. Sala P. "Congenital defects in Assisted reproductive technology pregnancies" Minerva Ginecologica 63, (21011), 227-235

32. Yin L. "Analysis of Birth Defects among Children 3 years After conception through Assisted reproductive technology in China". Birth Defects Research 97, (2013), 744-749

33. Vakrilova L. "Problems and neonatal outcome of very low birth weight newborn infants after in vitro fertilization" Akusherstvo i Ginekologiia" 52, (2013), 30-34

34. Maheshwari A. "Obstetric and perinatal outcomes in singleton pregnancies resulting from the transfer of frozen thawed versus fresh embryos generated through in vitro fertilization treatment: a systematic Review and meta-analysis" Fertility and Sterility 2, (2012), 368-377

35. Bouillon, C. "Follow-up of children conceived by assisted reproductive technologies" Archives de pédiatrie 20 (2013), 575-579

36. Pelkonen S. "Major congenital anomalies in children born After frozen embryo transfer: a Cohort study 1995-2006" Human Reproduction 7, (2014), 1552-1557

37. Lie R. "Birth defects in children conceived by ICSI compared with children conceived by other IVF-methods; a meta-analysis" International Journal of Epidemiology 34, (2005), 696-701

38. Fortunato A. "The impact of in vitro fertilization on health of the children: an update" European Journal of Obstetrics & Gynecology and Reproductive Biology 154, (2011), 125-129

39. Zollner U. "Perinatal risks After IVF and ICSI" Journal of Perinatal Medicine 41, (2013), 17-22

40. Chian R-C. "Obstetric outcomes and congenital Abnormalities in infants conceives with oocytes matured in vitro" Facts, Views & Views in Obgyn 6, (2014), 15-18

41. Maheshwari A. "Obstetric and perinatal outcomes in singleton pregnancies resulting from the transfer of blastocyst-stage versus cleavage-stage embryos generated through in vitro fertilization treatment: a systematic Review and meta-analysis" Fertility and Sterility 6, (2013), 1615-1621

42. Sazonova A. "Neonatal and maternal outcomes comparing women undergoing two in vitro fertilization (IVF) singleton pregnancies and women undergoing one IVF twin pregnancy" Fertility and Sterility 3, (2013), 731-737

43. Mansoureh M. "Comparison of congenital Abnormalities of infants conceived by assited reproductive techniques versus infants with natural conception in Tehran". International Journal of Fertility and Sterility 3, (2013), 217-223

44. Pinborg A. "IVF/ICSI twin pregnancies: risks and prevention". Human Reproduction Update 6, (2005), 575-593

45. Klemetti R. "Children born After Assisted fertilization have an increased rate of major congenital anomalies" Fertility and Sterility 5, (2005), 1300-1307

46. Farhi A. "Congenital malformations in infants conceived following Assisted reproductive technology in comparison with spontaneously conceived infants". Journal of Maternal-fetal & Neonatal Medicine 26, (2013), 1171-1179

47. Shiota K. "Assisted reproductive technologies and birth defects" Congenital anomalies 45, (2005), 39-43

48. Henningsen AK. "Perinatal outcome of singleton siblings born After Assisted reproductive technology and spontaneous conception: Danish National sibling-cohort study". Fertility and Sterility 3, (2011), 959-963

49. López N. "Delay the age of procreation, decline in Fertility and increased use of Assisted reproduction. Risk of Birth defects" Cuadernos de Bioética 2, (2011), 259-272

50. Valenzuela C. "El riesgo de malformaciones congénitas y defectos de la programación genómica, en relación con las técnicas de reproducción asistida y la clonación". Revista médica de Chile 133, (2005), 1075-1080

51. Sanchis A. "Características de los recién nacidos tras fecundación in vitro" Anales de Pediatría 70, (2009), 333-3339

52. Belva F. "Neonatal outcome of 937 children born After transfer of cryopreserved embryos obtained by ICSI and IVF and comparison with outcome data of fresh ICSI and IVF cycles". Human Reproduction 10, (2008), 2227-2238

53. Beukers F. "Morphologic Abnormalities in 2-year-old children born After in vitro fertilization/intracytoplasmic sperm injection with preimplantation genetic screening: follow-up of a randomized Controlled trial" Fertility and Sterility 2, (2013), 408-413

Buckett W. "Obstetric Outcomes and Congenital Abnormalities After in vitro maturation, in vitro fertilization, and intracytoplasmic sperm injection". Obstetrics & Gynecology 4, (2007), 885-891

54. Bellieni C. "Assisted procreation: too little consideration for the babies?" Ethics & Medicine: a Christian perspective on issues in bioethics 22, (2006), 93-98

55. Hourvitz A. "Neonatal and obstetric outcome of pregnancies conceived by ICSI or IVF" Reproductive biomedicine online 4, (2005), 469-475

Guía sindrómica del EUROCAT
Definición y Codificación de Síndromes
2004
Revisada en 2008

INTRODUCCIÓN Y DEFINICIONES

Esta Guía está pensada para su uso en registros de anomalías congénitas con el objetivo de primario de vigilancia de anomalías y para investigación epidemiológica. La lista de síndromes dada concentra aquellos que son más comúnmente diagnosticados en la infancia precoz o prenatalmente, que están asociados comúnmente con malformaciones estructurales y/o son encontrados en el capítulo Q de la 10ª edición de la Clasificación Internacional de Enfermedades junto con la Asociación Pediátrica Británica (ICD10-BPA)

Un **Síndrome** es un patrón reconocible de anomalías que son conocidas o se piensan que están causalmente relacionadas (Opitz, 1994) La causa puede residir en el defecto de un solo gen, en una anomalía cromosómica o en un teratógeno del medio ambiente. Las malformaciones aisladas también pueden tener un diagnóstico como síndrome cuando tienen una única causa conocida. (Por ejemplo el Síndrome congénito de la Rubeola cuando sólo cursa con cataratas)

El registro variable estandarizado de la red EUROCAT permite la codificación de un síndrome y de ocho malformaciones. Los códigos EUROCAT para el diagnóstico de síndromes lo hacen mediante una variable especial que reconozca el hecho de que tienen una causa única conocida o presunta, lo que permite tener garantías de su reconocimiento por separado en los análisis estadísticos de patrones de riesgo.

La Clasificación Internacional de Enfermedades en su 10ª edición con la extensión de la BPA especifica el código de un amplio rango de síndromes. Esta Guía puede ser usada como una ayuda para encontrar los códigos apropiados.

Es importante dar SIEMPRE una descripción escrita completa del síndrome.

El sistema de códigos de 6 dígitos de la Online Mendelian Inheritance in Man (OMIM, con website http://www3.ncbi.nlm.nih.gov/Omim/) puede también usarse de forma adicional (En la variable McKusick). Los códigos OMIM nunca deben reemplazar la codificación específica del ICD10-BPA. Se recomienda encarecidamente que todas las codificaciones sean realizadas por un genetista médico, ya que concretamente la codificación OMIM requiere un conocimiento específico de diagnóstico diferencial, historia familiar y análisis genético. En esta guía se muestran los códigos OMIM que son apropiados para los diagnósticos clínicos de la mayoría de casos para un síndrome/condición específica.

Algunos de los llamados "síndromes" no lo son realmente, de acuerdo a los consensos actuales de los genetistas clínicos. Esta Guía puede ser de utilidad para ayudar a reconocer cuáles de estas condiciones con la palabra "síndrome" en su nombre no deben ser consideradas realmente síndromes y en su lugar deben ser codificadas como malformaciones.

La definición recomendada de una **Secuencia** (Spranger, 1982) es la de un "patrón de múltiples anomalías derivadas de un anomalía anterior conocida o presunta o de un factor mecánico". Una malformación, disrupción o factor mecánico puede desencadenar una cascada de problemas secundarios en la morfogénesis consecuente. Por ejemplo, un mielomeningocele puede llevar a una parálisis de miembros inferiores, atrofia muscular, pie equinovaro, incontinencia, infección del tracto urinario y daño renal, estreñimiento y dilatación intestinal, etc. Este patrón se conoce como Secuencia del Mielomeningocele. Más aún, una secuencia es un concepto patogenético, no causal, ya que puede haber varias causas iniciales para la misma cascada de defectos. En relación al riesgo relacionado en el análisis epidemiológico, una espina bífida con un pie equinovaro es la misma entidad que una espina bífida sin un pie equinovaro. El nombre de una secuencia no debe ser codificado dentro de la variable de Síndrome, sino en la variable de Malformación. Se proporciona más adelante una lista de secuencias en la lista de codificación.

La **Asociación** fue definida por Opitz (1994) como un patrón idiopático (por ejemplo de causa desconocida) de múltiples anomalías durante la blastogénesis. Por cuestiones prácticas, sólo consideramos tres asociaciones bien conocidas, que se adjuntan en la lista de codificación. Aunque las asociaciones no tienen una sola causa presumiblemente, la red EUROCAT recomienda que sean codificadas en la variable de Síndromes. Se ruega que usen los códigos recomendados sólo si se está seguro de distinguirlo y separarlo fácilmente del resto de síndromes y siempre con el nombre del mismo escrito. Los registros sólo deben codificar una asociación si el niño ha sido examinado por el médico que da nombre a esa asociación. No existe utilidad en codificar un registro como asociación basándose en la existencia de registros de una cierta combinación de anomalías, dado que existe siempre la posibilidad de errores y en cualquier caso podría ser modificado luego en un estadio posterior. Las asociaciones no serán usadas habitualmente en los análisis epidemiológicos del EUROCAT como equivalentes a síndromes, dado que por definición no existe una etiología conocida. Normalmente son agrupados con el grupo de las malformaciones múltiples.

Sabemos que no existe un consenso completo acerca de las definiciones ni sobre las condiciones a las que pertenece cada definición. Por ello es esencial realizar la codificación de forma específica y consistente, danto la mayor información escrita posible, que permita reclasificarlo en el caso de que ocurran cambios de consenso.

Todas las anomalías que compongan los síndromes, asociaciones y secuencias deben ser registradas. Esto facilita la reclasificación si fuera necesaria en el futuro, y también evita diferencias espurias en la prevalencia de anomalías individuales en los registros. Por ejemplo, el onfalocele es un componente frecuente de la Trisomía 18, y también la Trisomía 18 se asociada en una alta proporción con casos de onfalocele. La prevalencia total del onfalo deberá ser calculada tanto incluyendo los casos en los que forme partes del síndrome como excluyéndolos. Las anomalías menores deben también ser codificadas y descritas por escrito, dado que pueden ser importantes para el diagnóstico diferencial.

Displasias esqueléticas y otros trastornos del desarrollo esquelético

Los trastornos del desarrollo esquelético pueden ser definidos de la siguiente manera:

• Disostosis – malformaciones de huesos únicos, solos o en combinación

• Disrupciones – malformaciones secundarias de los huesos

• Displasias esqueléticas – trastornos del desarrollo de tejido osteocondral

Las **disostosis** son malformaciones, manifestaciones o defectos de señal transitorios en el esqueleto durante la organogénesis. Son de carácter finito, dada la naturaleza transitoria del defecto del proceso, normalmente debido a genes que son activados durante la embriogénesis por un periodo de tiempo limitado. Pueden ocurrir de forma aislada o en combinación, así como parte de una serie de trastornos pleiotrópicos en los genes que se expresen en varios órganos. Las disostosis suelen ser parte de un síndrome específico (Por ejemplo, el síndrome Holt Oram, Acrocefalopolisindactilia de Grieg, etc.)

Las **disrupciones** aparecen por exposiciones tóxicas o de otros teratógenos en el embrión. Pueden producir malformaciones secundarias (Por ejemplo, la Talidomida con la tetrafocomelia y las bandas amnióticas)

Las **displasias** son defectos de genes expresados prenatalmente que continúan siendo expresados a lo largo de la vida postnatal. Estos genes no se suelen expresar durante la organogénesis (a diferencia de las disostosis)

Las displasias esqueléticas no siempre se definen como síndromes, aunque son consideradas equivalente a ellos para los propósitos de la red EUROCAT debido a su origen genético único común. Algunos de ellos son conocidos por sus epónimos como síndromes (Por ejemplo, el Síndrome de Jeune, Síndrome de Maffucci, Síndrome Ellis van Creveld, etc.) Son listados de forma separada en esta guía para ayudar a su codificación. Algunas de estas condiciones que están actualmente en la lista de síndromes pero no listadas bajo el epígrafe de displasias esqueléticas pueden pasar al grupo de displasias esqueléticas a medida que el conocimiento de la base biológica de las mismas progreses (Por ejemplo el Síndrome Leri-Weill o el Síndrome Robinow)

Referencias.

Opitz JM (1994), "Association and Syndromes: Terminology in Clinical genetics and Birth Defects Epidemiology: Comments on Khoury Moore and Evans", American Journal of Medical Genetics, Vol 49, pp 14-20.

Spranger J, Benirschke K, Hall JG, Lenz W, Lowry RD, Opitz JM, Pinsky L, Scharzacher HG, Smith DW (1982), "Errors of Morphogenesis: Concepts and Terms", Journal of Paediatrics, Vol 100, pp 160-165.

APÉNDICE II

Descripción de los principales subgrupos de anomalías congénitas según la clasificación del EUROCAT y su equivalente en el ICD10 – BPA

EUROCAT	ICD10-BPA
Sistema nervioso	
Defectos del tubo neural:	
Anencéfalo	Q00
Encefalocele	Q01
Espina bífida	Q05-Q06
Hidrocefalia	Q03
Microcefalia	Q02
Holoprosencefalia	Q04.1-Q04.2
Ojo	
Anoftalmos/Microftalmos	Q11
Anoftalmos	Q11.0-Q11.1
Microftalmos	Q11.2
Catarata	Q12.0
Glaucoma congénito	Q15.0
Oreja	
Anotia	Q16.0
Defectos cardiacos congénitos	
Truncus arterioso común	Q20.0
Transposición de grandes vasos	Q20.3
Ventrículo único	Q20.4
VSD	Q21.0
ASD	Q21.1
Tetralogía de Fallot	Q21.3
Atresia y estenosis de válvula tricúspide	Q22.4
Estenosis de válvula pulmonar	Q22.1
Atresia de válvula pulmonar	Q22.0
Atresia/Estenosis válvula aórtica	Q23.0
Corazón izquierdo hipoplásico	Q23.4
Corazón derecho hipoplásico	Q22.6
Coartación de aorta	Q25.1
Retorno anómalo de venas pulmonares	Q26.2
Persistencia de Ductus Arterioso	Q25.0
Aparato respiratorio	
Atresia coanas	Q30.0
Pulmón quístico adenomatoso	Q33.0
Hendiduras orofaciales	
Labio leporino con/sin paladar hendido	Q36
Paladar hendido	Q35, Q37
Aparato digestivo	
Atresia esofágica con/sin fístula traqueal	Q39.0-Q39.1

Atresia y estenosis duodenal	Q41.0
Atresia y estenosis de otras partes intestino	Q41
Atresia y estenosis anorrectal	Q42.1-Q42.3
Enfermedad de Hirschprung	Q43.1
Atresia de conductos biliares	Q44.2
Páncreas anular	Q45.1
Hernia diafragmática	Q79.0
Defectos de la pared abdominal	
Gastrosquisis	Q79.3
Onfalocele	Q79.2
Aparato urinario	
Agenesia renal bilateral	Q60
Displasia renal	Q61.4
Hidronefrosis congénita	Q62.0
Extrofia vesical	Q64.1
Valva uretral posterior	Q64.2
Aparato genital	
Hipospadias	Q54
Sexo indeterminado	Q56
Extremidades	
Reducción de extremidad	Q73
Reducción de extremidad superior	Q71
Reducción de extremidad inferior	Q72
Ausencia completa de extremidad	Q73.0
Talipes equinovaro	Q66.0
Luxación de cadera	Q65
Polidactilia	Q69
Sindactilia	Q70
Other anomalies / síndromes	
Displasia esquelética	Q76.0
Craneosinostosis	Q75.0
Bandas amnióticas	Q79.8
Situs inversus	Q89.3
Siameses	Q89.4
Trastornos congénitos de la piel	Q80-Q85
Síndromes teratogénicos	
Síndrome alcohólico fetal	Q860
Síndrome Citomegalovirus (CMV) fetal	P351
Síndrome Hidantoína fetal	Q861
Síndrome Rubeola fetal	P350
Síndrome Talidomida fetal	Q8682
Síndrome Toxoplasmosis fetal	P371
Síndrome Valproato fetal	Q8680
Síndrome Warfarina fetal	Q862
Microdelecciones	
Microdelección específica	Q936
Alteraciones cromosómicas	
Síndrome de Pallister-Killian (Tetrasomía 12p)	Q922

Síndrome Cri du chat (Deleción 5p)	Q934
Síndrome de Down	Q900-Q909
Síndrome de Patau	Q914-Q917
Síndrome de Edwards	Q910-Q913
Síndrome de Turner	Q960-Q969
Síndrome de Klinefelter	Q980
Síndrome de Wolff-Hirschorn (Deleción 4p)	Q933
Asociaciones	
Síndrome de Goldenhar (Displasia oculo-auriculo-vertebral)	Q8704
Síndrome/asociación MURCS	Q518
Asociación VATER	Q8726